名老中医
疑难病偏方

许艳兰

·主编·

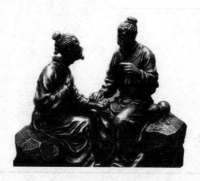

江西科学技术出版社

江西·南昌

图书在版编目（CIP）数据

名老中医疑难病偏方 / 许艳兰主编. -- 2版. -- 南昌：江西科学技术出版社，2023.2（2025.2月重印）
　ISBN 978-7-5390-8492-3

Ⅰ. ①名… Ⅱ. ①许… Ⅲ. ①疑难病－土方－汇编
Ⅳ. ①R289.2

中国国家版本馆CIP数据核字（2023）第025856号

名老中医疑难病偏方　　　　　　　　　　　　　　许艳兰　主编
MINGLAOZHONGYI YINANBING PIANFANG

出版 发行	江西科学技术出版社
社址	南昌市蓼洲街2号附1号
	邮编：330009　　电话：（0791）86623491　86639342（传真）
印刷	三河市众誉天成印务有限公司
经销	各地新华书店
开本	720 mm × 930 mm　1/16
字数	280千字
印张	16
版次	2023年2月第2版
印次	2025年2月第6次印刷
书号	ISBN 978-7-5390-8492-3
定价	48.00元

国际互联网（Internet）地址：http://www.jxkjcbs.com

选题序号：ZK2014374　　　赣版权登字：-03-2023-30

责任编辑：李行怡　　　　　装帧设计：春浅浅

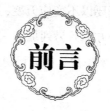

前言

中医药学源远流长，是我国古代文化的瑰宝，随着社会的发展，越发显现出对人类健康的重要作用。尤其是在诊治疑难杂症的疗效方面，早已为世人瞩目。

名老中医是中医队伍中继承和创新的典范。他们以传统的中医学理论为基础，将前人的经验与自己的临床实践相结合，济世救人，服务民生。他们往往经历过数十年的刻苦钻研与艰难探索，终于在诊治疑难杂症方面创立了见解精辟、独具特色的临证心法。其成果代表着中医领域的最高学术水平，也是当今中医学术思想的集中体现。

为了发掘和传承中医药学的宝贵遗产，提高中医诊治疑难杂症的水平，作者从科学性、实用性出发，在全国范围内征集治疗疑难杂症的精妙药方，整理出《名老中医疑难病偏方》一书。

本书有三个特点。

权威性

本书收录的疑难病偏方汇集了国内上百位著名专家的医案、医话、经验等。为保证资料的可靠性、可信性，所选药方基本上保持原案原貌：方名、配方、主治、用法用量、方解、加减等。但实践中往往会遇到一个患者有几种疾病缠身，宿病未愈，新病又生的问题，即使是同一种疾病，也会因个体差异，时令变迁，地理环境不同等而表现不一。临床上既有主症，又有兼症，还有因治疗用药、休息饮食等不妥，使病情发生变化，因此，既要以不变应万变，又要以变应变，随症加减药物，方可取得理想效果。本书在部分方剂后另列加减一条，供临症参考。

（另外，作者综合名医的学术思想，附以己见的做法，还敬请原作者见谅。）

内容丰富

本书收载了临床各科疑难杂症几百种及几百首药方。为进一步证实处方之效用和方药理论的完整性，每方的方解部分均做了详细介绍。如红花活全身之血，并有凉血解毒作用；桃仁、红花均为活血化瘀药，而桃仁善祛局部之瘀，且能消痈润肠；麦芽、山楂、鸡内金同为消食药，麦芽偏于消食和中、舒肝回乳，山楂偏于消食化积、活血化瘀，鸡内金偏于消食运脾、散瘀化石。这样一来，即使不去医院，不认识医学专家，患者也能及时消除各种疾患。

用途广泛，影响深远

本书文字通俗，内容切合临床实际，奇方妙术独创之处令人赞叹，不失为学校教习者、临床行医者、科研工作者和普通家庭保健诊疗必备之良书。

另外，广大读者还需要注意两点。

（1）在使用本书所载的方药时，必须明确诊断，有的放矢是有效用药的关键，最好能在临床医师的指导下使用。

（2）掌握所用处方的用法用量和注意事项，这也是安全医疗的重要保障，切忌滥用药物，擅自加减药物和剂量，以免造成不良后果。

在编写《名老中医疑难病偏方》的过程中，本人参考引用了部分著名专家公开发表的相关资料，在此谨向文献资料的作者致谢！

由于本人学识肤浅，加之临床工作繁忙，本书可能存在一些遗漏和不足之处，祈望医界同仁和广大读者批评指正。

目录

第一章　呼吸系统疾病

第二章　消化系统疾病

第三章　神经及精神性疾病

第四章 肛肠及泌尿系统疾病

第五章 五官科疾病

第六章　皮肤科疾病

第七章 男科疾病

第八章　妇科疾病

第一章　呼吸系统疾病

感冒、疫毒

达原柴胡饮

【配方】

赤芍 15 克，柴胡 15 克，槟榔 15 克，黄芩 15 克，知母 12 克，厚朴 10 克，草果 10 克，甘草 5 克。

【主治】

因湿热秽浊内蕴膜原，表气不通，里气不和，气机不畅所致的湿遏热伏夹秽浊内阻之证。临床表现为见寒热似疟，甚或憎寒壮热，胸痞呕恶，苔白厚腻如积粉，舌红或舌质正常等。

【用法用量】

水煎服，每日 1 剂。儿童应根据其年龄选择剂量。

【方解】

1. 知母养阴清热；
2. 柴胡、黄芩和解表里，清解邪热；
3. 赤芍凉血活血；
4. 槟榔、草果辟秽化浊，达原截疟；
5. 厚朴宽中理气；
6. 甘草调和诸药；
7. 诸药合用，共奏和解表里、达原透邪之功。

【加减】

1. 患有流感者：加升降散、板蓝根；
2. 热毒重者：加草河车、板蓝根、银花；
3. 高热有汗者：重用石膏、知母；
4. 喘重者：加苏子、射干；
5. 呕吐者：加半夏；
6. 痰多者：加莱菔子、葶苈子、冬瓜子；
7. 咳重者：加百部、枇杷叶；
8. 结核性胸膜炎者：加白芥子、夏枯草、百部；
9. 病毒性肺炎属湿热型者：合麻杏石甘汤加僵蚕、草河车；
10. 胸胁痛甚者：加桃仁、元胡；
11. 咳嗽胸满、气急者：加葶苈子、桑白皮；
12. 高热汗出者：重用知母，加石膏；
13. 潮热者：加青蒿、白薇、地骨皮；
14. 高热无汗者：加苇根；
15. 热毒重者：加银花、黄连；

16. 淋巴结肿大者：加夏枯草、连翘、僵蚕；

17. 湿温伤寒者：加黄连、藿香、茵陈；

18. 咽喉炎者：加桔梗、蝉衣、牛蒡、僵蚕；

19. 胆囊炎、胆石症者：加郁金、金钱草、大黄、虎杖、桃仁、茵陈；

20. 热重者：加穿心莲、鱼腥草、白花蛇舌草；

21. 呕吐者：加半夏、竹茹；

22. 胸痞呕吐者：加半夏，或藿香、佩兰；

23. 痛甚者：加元胡、川楝子；

24. 便秘者：加大黄、虎杖、玄明粉；

25. 急性肾盂肾炎者：加龙胆草、黄柏、海金沙；

26. 畏寒重发热轻、头身痛者：加防风、羌活；

27. 阿米巴痢疾者：加白头翁、鸦胆子、常山；

28. 初起伴表证者：加葛根、防风；

29. 传染性单核细胞增多症者：加板蓝根、草河车、薏苡仁；

30. 湿浊重、胸闷恶心者：加半夏、藿香。

解毒清热饮

【配方】

菊花 30 克，银花 30 克，连翘 30 克，生石膏 20~30 克，滑石 20~30 克，桑叶 20 克，芦根 20 克，薄荷 15 克，甘草 15 克，蝉蜕 15 克，黄芩 15 克，柴胡 10 克。

【主治】

流行性感冒，病毒性感冒，高热、低热者均可服用。

【用法用量】

先煎生石膏 20~30 分钟，然后煎群药，水煎服，早晚各服 1 次。

【方解】

1. 菊花明目疏风，清降肺火；

2. 薄荷、柴胡发汗解表，清解外邪；

3. 黄芩清气泄热；

4. 甘草、芦根清上焦风热，兼养胃阴；

5. 生石膏清阳明之热，而无伤津之弊；

6. 滑石利窍，清热解肌，有发汗作用；

7. 蝉蜕疏风清热，定惊解痉；

8. 桑叶宣通肺络，清泄风热；

9. 银花、连翘清热解毒，据抗菌试验，银花抗菌谱较广，连翘对流感病毒有抑制作用，促使患者的邪热，一从汗解，一从便解，从而邪退病除。

【加减】

1. 兼见咳嗽者：加橘红、杏仁、前胡；

2. 痰多者：加海浮石、川贝。

【特别说明】

本方是在银翘散、桑菊饮、六一散、白虎汤的基础上，经临床摸索多年化裁而成。根据多年的临床实践，高热感冒、一般伤风和感冒低热者皆宜服用，均有良好效果。

久咳

补中益气汤加味

【配方】

枇杷叶9克，半夏6克，陈皮6克，黄芪6克，党参6克，白术6克，当归6克，紫菀6克，麦芽6克，升麻3克，柴胡3克，甘草3克。

【主治】

咳嗽。临床表现为咳嗽阵作，入夜尤甚，咳痰不利，痰色白，食少纳呆，二便尚调。舌淡红，苔薄白，根稍腻，咽微红，脉沉。

【用法用量】

1. 水煎分服，每日1剂；

2. 上方调服10余剂，通常可痊愈。

【方解】

1. 枇杷叶止呕下气，定咳消痰；

2. 半夏涤痰散结；

3. 甘草和中，调和诸药。

【特别说明】

张仲景《伤寒论》中有建中、理中二法，李东垣《脾胃论》遵《黄帝内经》"劳者温之，损者益之"之旨，立补中之法，创补中益气汤以治劳倦伤脾，中气亏虚而发热者，被后世尊为甘温除热之代表方，并广泛应用于临床。名医临证，以辨证论治为原则，"有是证则用是药"，不论何病，但属中气亏虚者，悉以本方化裁论治。中医认为，久咳之人，一看虚，二看湿。

虚中又当分气、阴之不同，对于气虚久咳不止者，遵"损其肺者益其气"之经旨，治宜培补中气为主，佐以宣肺化痰之品，常以本方为主，酌加宣肺止咳之品而获效。

苓桂术甘汤加味

【配方】

茯苓 10 克，桂枝 6 克，炒白术 6 克，杏仁 6 克，半夏 6 克，陈皮 6 克，白芥子 6 克，炙甘草 3 克。

【主治】

咳嗽。临床表现为身热烦躁，气急鼻煽，咳嗽痰鸣，脉细数而沉，舌嫩，苔白滑。

【用法用量】

水煎服，服 1 剂后咳嗽、气短减轻，咳痰减少。加麦芽 6 克，再服 3 剂，即可痊愈。

【方解】

1. 茯苓与桂枝相伍，一温一利，通阳利水；茯苓与炒白术相配，健脾利水；

2. 茯苓与炙甘草相配，既可防炙甘草之壅遏，又可治疗胀满；

3. 半夏、陈皮理气化痰；

4. 白芥子温肺利气消痰；

5. 杏仁宣上焦肺气，气化湿亦化；

6. 炙甘草调和诸药，配桂枝辛甘化阳。

【特别说明】

本方遵张仲景"病痰饮者，当以温药和之"的治疗原则，治宗"病痰饮者，当以温药和之"之旨，选用苓桂术甘汤，健脾渗湿，温化痰饮。本方诸药合用，共奏温化痰饮、健脾渗湿、宣通肺气之功。后期加麦芽，以加强健脾和胃之功。

石棉肺、肺炎

肺炎合剂

【配方】

石膏 40 克，银花 20 克，鱼腥草 20 克，板蓝根 15 克，野菊花 15 克，柴胡 15 克，黄芩 15 克，虎杖 15 克，青蒿 15 克，贯众 15 克，草河车 12 克，地龙 10 克，杏仁 10 克，僵蚕 10 克，麻黄 6 克，甘草 6 克。

【主治】

肺炎、急性支气管炎辨证属肺热喘咳者。

【用法用量】

水煎服，或制成合剂备用。以上为成人 1 日量，小儿酌减。

【方解】

1. 石膏有清热泻火之效；

2. 银花、鱼腥草、板蓝根、野菊花、柴胡清热解毒。

肺结核

异草煎

【配方】

麦芽 30 克，泡参 30 克，黄精 30 克，夏枯草 15 克，丹参 15 克，百合 10 克，冬虫夏草 6 克，异烟肼 0.3 克。

【主治】

肺结核。

【用法用量】

1. 水煎，分 3 次温服，异烟肼随药吞，每次 0.1 克（也可于早晨将异烟肼 0.3 克一次性吞服），每日 1 剂；

2. 倘能够再加蛤蚧、紫河车、水獭肝等药，在重新调整全方分量后，或制散，或制膏，或制丸服，效果较之煎剂更好。

【方解】

1. 异烟肼抑制和杀灭结核杆菌的效用很强，有特效药之称，单用效力不持久，容易产生抗药性，而且对肠胃和神经系统刺激大，虽是特效，其实治疗时间也很长；

2. 夏枯草能抑制结核杆菌，其膏剂或煎剂已经被临床证明。

【加减】

1. 风寒者：加紫苏叶、荆芥；

2. 咳嗽严重者：加款冬花、栝楼皮；

3. 新兼外感风热者：加桑叶、黄芩；

4. 痰黏难出者：加川贝、紫菀；

5. 肝肾阴虚者：加生地黄、阿胶、女贞子、墨旱莲；

6. 咯血者：加仙鹤草、阿胶；

7. 食欲缺乏者：加神曲、鸡内金；

8. 肺空洞者：加白及；

9. 脾虚者：加人参、白术、茯苓、甘草；

10. 瘀热结合，肌肤甲错者：兼吞大黄䗪虫丸；

11. 盗汗严重者：加浮小麦、煅龙牡；

12. 潮热、骨蒸者：加青蒿、鳖甲，甚者再加胡黄连、地骨皮；

13. 倘是脉来细数特甚，舌现干而红绛的，则病性已属虚风内动，阳不恋阴，急加咸寒潜降的龟板、鳖甲、牡蛎、鸡子黄等。

支气管炎

枇杷茄根糖浆

【配方】

茄根 150 克，枇杷叶 90 克。

【主治】

慢性支气管炎。

【用法用量】

1. 将枇杷叶去毛，洗净切碎；

2. 茄根茎切成短节，加水 3000 毫升，浸泡 2 小时后，熬至 2000 毫升；

3. 去渣过滤，加单糖浆 250 毫升，制成糖浆，装瓶待用；

4. 每日 3 次，每次 20 毫升口服。

【方解】

1. 枇杷叶性味苦、辛、寒，具有止咳化痰、清肺火之功；

2. 茄根茎味甘性寒，《天宝本草》记载其有"去痰火"之效。

【特别说明】

慢性支气管炎是由感染或非感染因素引起的气管、支气管黏膜及其周围组织的慢性非特异性炎症。临床极为常见，多见于老年人，属中医学"痰饮""咳嗽"之类。凡有咳嗽、咳痰或伴喘息反复发作，每年患病至少 3 个月，并持续 2 年以上者，在排除其他心、肺疾病后，即可诊断。

上述两药配伍，具有止咳祛痰的作用，尤其适用于风热咳嗽者。

【禁忌】

治疗期间忌烟戒酒，绝房事，避免风寒侵袭，禁食腥辣易发之物。

夏季散

【配方】

白芥子 35 克，老鹳草 30 克，细辛 15 克，延胡索 12 克，甘遂 10 克，白芷 10 克，麝香 0.3 克。

【主治】

慢性支气管炎。

【用法用量】

1. 上药除麝香外，研为细末，加麝香，用浆汁调匀，做成 1 克重的药饼备用；

2. 取肺俞、心俞、膈俞（均双侧）贴敷，于每年夏季三伏天治疗；

3. 贴敷前用手轻柔地按摩每个穴位 2 分钟左右；

4. 将药饼敷贴在穴位上，每次敷贴 4~6 小时，连续 3 次为 1 个疗程；

5. 初、中、末伏各敷贴 1 次。

【方解】

1. 白芥子温通利气，能祛寒痰壅滞，以治咳喘，利胸膈；

2. 细辛辛温入肺络，外能散风寒，内能温经络，镇痛止咳；

3. 甘遂入肺、肾经，能泄水逐饮；

4. 老鹳草辛温定喘，益肺健脾，常用于治疗咳嗽气促；

5. 白芷辛温入肺、胃经，既能辛温祛风，又能香燥化湿，且善醒窍止痛；

6. 延胡索理气止痛，辛香通络；麝香芳香走窜，活血通络。

【特别说明】

慢性支气管炎属于中医学"咳嗽""痰饮""哮喘"等范畴。该病多由脾阳不振、湿聚生痰、痰饮上渍内停于肺，每遇风寒而诱发。治宜温阳化痰，祛寒止咳通络。诸药共奏温阳化痰、祛寒通络之功。

现代医学实验证明，本方确能提高机体免疫功能和抗过敏能力。一般贴敷后，局部皮肤可出现轻微温热感，如有烧灼感或出现水疱，应提前去掉药饼，防止水疱溃烂。

佛耳草合剂

【配方】

佛耳草 80 克，陈皮 25 克，桔梗 25 克，杏仁 25 克，甘草 25 克。

【主治】

慢性支气管炎。

【用法用量】

1. 上药混合，加水 1000 毫升，煎成 500 毫升，过滤去渣，加入适量冰糖调味，并加一定量的防腐剂，将药汁再浓缩至 250 毫升，即成合剂；

2. 每日 3 次，每次 10 毫升，饭后服用，20 日为 1 个疗程。

【方解】

1. 杏仁利肺气，止咳定喘；

2. 桔梗开提肺气；

3. 陈皮止咳化痰；

4. 佛耳草味甘性温，功在止咳、化痰、平喘，故为主药；

5. 甘草祛痰止咳；

6. 诸药合用，共奏止咳、化痰、定喘之功效。

【禁忌】

治疗期间忌烟戒酒，绝房事，禁服腥类易发之物。

支气管哮喘

解表化痰平喘汤

【配方】

苏子 9 克，炙麻黄 9 克，桂枝 9 克，杏仁 9 克，半夏 9 克，陈皮 9 克，炙甘草 6 克。

【主治】

哮喘，凡外感风寒或痰饮所致者，包括支气管哮喘、喘息性支气管炎。

【用法用量】

每日 1 剂水煎，2 次分服，以喘平为期。

【方解】

1. 治疗用杏仁、炙麻黄、桂枝为君，温散寒邪以解表，可使肺气得以宣通；

2. 加苏子为使，其有助陈皮、半夏理气降逆化痰之功；

3. 佐炙甘草增强祛痰和中健脾之力；

4. 内伏痰饮，故用半夏、陈皮为臣以消痰化饮；

5. 本方具有温散解表、理气降逆、化痰平喘之作用和配伍相得益彰之妙。

【特别说明】

在历代文献记载中，哮与喘多分别论述。《东医宝鉴》云："呼吸气促谓之喘，喉中有声者谓之哮。""哮即痰喘甚而常发者。"从而说明，哮可兼喘，而喘不一定兼哮。据临床观察，哮与喘的临床表现都没有离开呼吸急促，故现多合称之为哮喘。本方所主治之哮喘，为临床最为常见者。其病因多为外感风寒，侵袭于肺，内伏痰饮上逆，壅塞气道，故出现喉中痰鸣，呼吸急促，难以平卧。

本方系由《伤寒论》方麻黄汤加味而成，功擅辛温解表，化痰平喘，对于外寒束肺之寒喘有良效，对于热喘、虚喘则不宜用之。另外，本方是祛邪之剂，故应中病即止，不可久用。

麻杏射胆汤

【配方】

鹅管石 12 克，大杏仁 10 克，炒僵蚕 9 克，嫩射干 9 克，桂苏子 9 克，制半夏 9 克，江枳实 6 克，制胆星 6 克，玉桔梗 6 克，净麻黄 5 克，广陈皮 4.5 克，净蝉衣 4.5 克，生甘草 4.5 克。

【主治】

支气管哮喘、慢性气管炎急性发作期。症见咳嗽痰多，咳吐不爽，胸闷气急，喉痒作呛有哮鸣音，夜间不得平卧，苔薄白腻，脉浮滑数。中医辨证为风寒客肺、痰浊内阻、肺气失于宣降者。

【用法用量】

1. 根据药剂大小，先将冷水浸过药面，约半小时后再加水少许，煎沸后再煎 10 分钟左右；

2. 头煎取汁一碗，接着加水煎熬二煎，取汁大半碗，把头煎、二煎药汁一同灌入热水瓶内，分 2 次顿服，如小儿可分 3~4 次服，当天服完。

【方解】

1. 鹅管石有温肺的作用，治肺痨咳喘；

2. 嫩射干清热解毒，消痰，利咽；

3. 净蝉衣清热利咽。

【加减】

1. 溲黄便秘舌红者：可去玉桔梗、生甘草，加桑白皮、黄芩，净麻黄改用蜜炙麻黄，制半夏改用竹沥、半夏，广陈皮改用广橘络；

2. 咽红乳蛾肿痛、痰稠、舌红脉数者：可去制半夏、广陈皮，加炒牛蒡子、银花、连翘，净麻黄改用水炙麻黄；

3.有头胀头痛、鼻塞多涕者：可去制半夏、广陈皮，加辛夷、苍耳子；

4.咳喘气逆、腹胀胁痛者：去玉桔梗、生甘草，加莱菔子、白芥子；

5.有口渴烦躁、痰黏、舌红苔黄者：去制半夏、广陈皮，加石膏、知母、贝母；

6.脘腹痞胀、口黏食欲缺乏、苔白腻者：去净蝉衣、炒僵蚕，加厚朴、焦六曲；

7.形寒肢冷无汗、痰白呈泡沫状、舌苔白滑者：可去净蝉衣、玉桔梗、炒僵蚕，加桂枝、细辛、干姜。

【特别说明】

本方以射干麻黄汤(《金匮要略》)、导痰汤（《济生方》）加减而成，为宣肺化痰、降气定喘有效方剂。

加味麦味地黄汤

【配方】

紫石英 15 克，麦冬 10 克，五味子 10 克，山药 10 克，山萸肉 10 克，茯苓 10 克，熟地 10 克，泽泻 10 克，丹皮 10 克，肉桂 3~6 克。

【主治】

老年性喘咳。

【用法用量】

每日 1 剂，文火久煎，分温 2 服。

【方解】

1.紫石英温补肾阳；

2.麦冬滋阴润肺，清热止咳；

3.五味子补肾固精，收敛肺气；

4.肉桂引火归元，纳气归肾，与六味地黄丸相配，既能收敛肺气，又能双补肾之阴阳；以此纳气平喘之法，每获良效。

【特别说明】

喘咳为临床常见病，而老年性肺肾两虚的喘咳多难速效。肺主肃降司呼吸，肾主封藏而纳气，有升有降，则病无所生。年高之人，阴阳并衰，咳喘病久，肺肾两虚。本方以麦味地黄汤补肾阴；以肉桂微微生火，冀水中求火；紫石英纳气定喘。补而不腻，温而不燥，故于肾气亏虚之喘咳有良效。

临床治疗多例老年喘咳患者，病史多在二三十年以上，用清肺化痰、平喘止咳之常法屡不见效者，以本方从肺肾入手，纳气平喘，疗效甚佳。

支气管扩张咯血

百合地黄汤合止嗽散（加减）

【配方】

白茅根 30 克，冬瓜子 15 克，生龙牡 15 克，枇杷叶 10 克，生地黄 10 克，焦薏苡仁 10 克，紫菀 10 克，粉丹皮 10 克，百合 10 克，百部 10 克，炒枳壳 6 克，甘草 6 克，桔梗 5 克。

【主治】

慢性咳嗽，大量脓痰和反复咯血。临床表现为咳嗽，痰中夹鲜血，并感胸闷、胸痛、气短，其痰色白而量不多，口干不欲饮，食欲不佳，舌苔薄白，舌质偏红，脉细滑数。

【用法用量】

1.水煎服，连服 6 剂；一般咯血止，咳嗽减轻，胸闷疼痛好转，舌苔薄白，质淡红，脉细滑；

2.药中病机，前方加减再进，以资巩固：白芦根 12 克，白茅根 30 克，冬瓜子 10 克，杏仁 10 克，百合 10 克，苦桔梗 5 克，鱼腥草 15 克，百部 10 克，枇杷叶 10 克，焦薏苡仁 10 克，紫菀 10 克，甘草 6 克；

3.水煎服连服 10 剂，通常病情稳定，可停药。

【方解】

1.生龙牡收敛止血，镇纳逆气，诸药而为佐也；

2.紫菀、百部、桔梗、炒枳壳润肺止嗽，宣降肺气；

3.冬瓜子、焦薏苡仁健脾除湿，培土生金，治痰之源也；

4.甘草调和诸药，并祛痰浊乃为之；

5.诸药和合，共奏清热养阴、止血止嗽之效。

四二汤

【配方】

白及 15 克，桑白皮 15 克，地骨皮 15 克，百合 15 克，白芍 15 克，百部 15 克，紫苏子 10 克，五味子 10 克。

【主治】

支气管扩张咯血。

【用法用量】

1.每日 1 剂，水煎 2 次，于上、

下午分服；

2. 咯血、咳嗽均止后，改为隔日服1剂，巩固治疗半个月。

【方解】

1. 紫苏子、百部降气化痰，润肺止咳；

2. 白及、百合收敛生肌，补肺止咳；

3. 桑白皮、地骨皮清肺止咳，凉血退蒸；

4. 白芍、五味子养血柔肝，敛肺止咳；

5. 诸药相配，共奏清肺养阴、柔肝缓急之功。

【加减】

1. 肾精不足者：加山茱萸、枸杞子；

2. 外邪犯肺者：加桑叶、菊花；

3. 肺郁化火者：加合欢皮、牡丹皮；

4. 痰火蕴肺者：加川贝母、黄芩；

5. 咯血反复发作者：加炙黄芪、太子参。

【禁忌】

治疗期间忌烟戒酒，禁食辛辣、易发之物。

支气管炎兼肺气肿

四子平喘汤

【配方】

紫丹参15克，葶苈子12克，浙贝母12克，大生地12克，炙苏子9克，制半夏9克，莱菔子9克，苦杏仁9克，陈皮5克，沉香5克，当归5克，白芥子2克。

【主治】

肾虚失纳、痰饮停肺之咳喘。临床表现为胸膈满闷，咳喘短气，痰多色白，苔白腻，脉沉细滑等。

【用法用量】

文火水煎，每日1剂，分2次温服。

【方解】

1. 炙苏子降气化痰平喘，莱菔子利气行滞消痰，白芥子温肺利膈豁痰，葶苈子泻肺化痰利水，四者合用奏化痰之功；

2. 当归治咳逆上气，合丹参以增

养血活血化瘀作用，共为使药；

3.佐以苦杏仁、浙贝母化痰止咳，制半夏、陈皮燥湿健脾；

4.沉香、大生地为臣，取沉香温肾纳气平喘，大生地滋肾培本，且制诸药之燥；

5.全方配伍，有行有补，有燥有润，降纳并施，标本兼顾，是一首治疗肺实肾虚咳喘的效方。

【加减】

1.胃寒肢冷者：加肉桂；

2.咳嗽甚者：加百部、前胡；

3.咳痰黄稠者：去沉香、大生地，加黄芩、焦山栀；

4.咳痰不畅者：加竹沥、栝楼皮。

【特别说明】

本方取《局方》苏子降气汤方意，合三子养亲汤（《韩氏医通》）、金水六君煎（《景岳全书》）化裁而来。肺为气之主，肾为气之根，肺主呼气，肾主纳气。咳喘之因，在肺为实，实则气逆，多因痰浊壅阻；在肾为虚，虚不纳气，多因精气亏虚，而致肺肾出纳失常。故咳喘之病主要在肺，又关乎肾，其治不离肺肾。又脾为生痰之源，治痰应不忘理脾。因津血同源，治疗又当痰瘀同治，临床方能显效。

四子平喘汤为治疗肺实肾虚咳喘的常用方，经临床数十年使用，效验确实。对慢性支气管炎、支气管哮喘、肺气肿、慢性肺源性心脏病症见咳嗽气急、痰多稀白及胸闷心悸者，用本方化裁即可控制病情而获康复，有效率可达90%以上。

黛麦养肺止咳汤

【配方】

青黛5克，海蛤粉30克，人参10克（或党参20克），五味子10克，细辛3克，炙甘草10克。

【主治】

阴虚咳嗽（外感后咳嗽、慢性咽喉炎、气管炎等）。

【用法用量】

水3碗煎取1碗，药渣重煎1次，共分2~3次服，每日1剂。

【方解】

1.人参味甘、微苦、性温，能补益元气，固脱生津，补肺中之气，肺气旺则四脏之气皆旺，肺主诸气故也；

2.细辛气味辛温，功在搜剔阴络之邪，祛风止喉痒，增强镇咳之效；咳久者邪据阴络，深潜难除，投之每获捷效；

3.五味子味酸性温，可敛肺生津，治咳逆上气，《本草求原》指其为治诸种咳嗽之要药；

4.以上三味，一补、一清、一敛，相辅相成，功效益彰；

5.青黛性味咸寒，有清热、凉血、解毒之效；

6.炙甘草益气化痰，调和诸药，尚可合五味子以酸甘化阴；

7.海蛤粉为咸寒之品，得之则火自降，痰结自消，善治热痰、老痰、顽痰；

8.各药合奏益气养阴、清咽除痰、祛风止咳之功。

【加减】

1.痰多而稀白、纳呆苔白者：加法夏、白术、陈皮；

2.时有低热者：加青蒿、鳖甲；

3.素有喘咳（哮喘、痉支）气逆痰多者：加苏子、葶苈子、麻黄、桂枝；

4.咽红、扁桃体增大者：加射干、金银花、板蓝根；

5.若见阵发痉咳，状若百日咳者：加百部、马兜铃；

6.血虚心悸、舌淡脉细者：酌加当归、熟地、丹参；

7.咽痒甚者：加僵蚕、胆南星，细辛用量酌加；

8.自汗明显者：加黄芪、防风；

9.兼便结者：再加胖大海。

【特别说明】

久咳不愈常见于素体虚弱，或外感病后，此多因气阴不足、正虚邪恋故也。小儿阴阳稚弱之体，尤易罹患。临床表现为气短神疲，面色苍白，久咳不止，甚或呛咳频频，痰难排出，纳呆多汗，舌淡或嫩红，脉细无力。施治之要，在于扶正祛邪。长期咳嗽者，咽部常见充血，但多呈暗红，与外感风热有所不同。若误投苦寒，愈服清凉，则其咳愈甚，不可不知也！

本方以清养肺胃为本，令气津得复，正旺而邪祛；配合清解余热，搜风剔邪，以理其标，寓有攻补兼施、标本同治之意，正复邪去，咳喘自愈，服后每见显效。

阻塞性睡眠呼吸暂停综合征

止鼾汤

【配方】

桔梗 30 克，陈皮 15 克，丹参 15 克，地龙 12 克，枳壳 10 克，栝楼皮 10 克，杏仁 10 克，法半夏 10 克，厚朴 10 克，桃仁 10 克。

【主治】

阻塞性睡眠呼吸暂停综合征。

【用法用量】

1. 每日 1 剂，水煎 2 次兑匀，分早、晚 2 次分服；

2. 1 个月为 1 个疗程，连用 3 个疗程。

【方解】

1. 枳壳、栝楼皮理气宽胸化痰；

2. 丹参、桃仁活血化瘀，畅通经络；

3. 法半夏、陈皮、厚朴行气消痰，刺激呼吸道黏膜细胞使分泌增加，痰液稀释而易于排出；

4. 桔梗、杏仁一升一降，疏利咽喉，宣畅肺气，桔梗仍可载药上行直达病所；

5. 地龙息风通络，缓解上呼吸道平滑肌痉挛。

【加减】

1. 痰热明显者：加胆南星、黄芩；

2. 食后困倦欲寐、腹胀便溏者：加党参、白术；

3. 夜间觉醒多者：加龙骨、牡蛎。

【禁忌】

戒酒，戒烟，少食甜食，睡前勿饱食。

第二章　消化系统疾病

脂肪肝

软肝消积饮

【配方】

泽泻30～60克，猫人参30～60克，淡海藻30克，淡昆布30克，白花蛇舌草30克，郁金15克，浙贝母15克，丹参15克，炙鳖甲10克，穿山甲（代）10克，软柴胡10克。

【主治】

脂肪肝。

【用法用量】

1. 上方加水煎成汤剂，过滤去渣待用。每日1剂，分2次口服；

2. 配合"降脂饮"（生何首乌、决明子、生山楂各30克）开水冲泡，代茶饮；

3.15日为1个疗程，每个疗程结束后，休息3~7日，再进行下一个疗程。

【方解】

1. 软柴胡引诸药以肝经为通道，直达病所；

2. 穿山甲（代）、郁金祛瘀行气攻坚；

3. 炙鳖甲、丹参和血养血，滋阴柔肝；

4. 白花蛇舌草、猫人参清热解毒消积；

5. 泽泻滋阴利湿，现代药理研究证实，其有降低血脂之功；

6. 淡海藻、淡昆布、浙贝母软肝散结消痰。

【特别说明】

脂肪肝是指由于各种原因引起的肝细胞内脂肪过多的病变，为一种常见的弥漫性肝病。如能及时诊治，可使其逆转，反之，部分病人可发展为肝硬化。

【禁忌】

治疗期间，嘱病人节制饮食，控制体重，适当运动。

病毒性肝炎

柴胡解毒汤

【配方】

茵陈蒿 12 克，凤尾草 12 克，土茯苓 12 克，柴胡 10 克，黄芩 10 克，草河车 6 克。

【主治】

急性肝炎或慢性肝炎活动期，表现为谷丙转氨酶显著升高，证见口苦、苔白腻、厌油食少、心烦、胁痛、身倦乏力、小便短赤、大便不爽、脉弦者。

【用法用量】

水煎服，每日 1 剂。

【方解】

1. 柴胡，既能清解肝胆邪热，又能疏肝解郁；现代研究表明，柴胡有抗肝炎病毒引起的细胞病变，促进机体免疫，利胆、保肝等作用；

2. 黄芩，清热利湿，故共为君药。黄芩也有护肝、利胆的作用；

3. 茵陈蒿功擅清热化湿、利胆退黄，为治疗黄疸之要药。茵陈蒿利胆、保肝作用显著；

4. 土茯苓清热解毒，淡渗利湿，引邪毒由小便而解；

5. 草河车清热解毒，消炎止痛；

6. 凤尾草利水解毒，泻热凉血。

【特别说明】

凤尾草、草河车、土茯苓均有不同程度的抗病毒作用，这为本方治疗病毒性肝炎提供了药理学依据。

柴胡兰石解毒汤

【配方】

凤尾草 12 克，滑石 12 克，茵陈蒿 12 克，土茯苓 12 克，柴胡 10 克，竹叶 10 克，黄芩 10 克，生石膏 6 克，草河车 6 克，双花 6 克，寒水石 6 克。

【主治】

急、慢性肝炎证属湿毒凝结不开者。临床表现为面色黧黑兼带有油垢，口苦，舌苔白腻或黄腻而厚，胁胀痛，小便短赤，体重不降反增，臂背时发酸胀，脉弦缓。

【用法用量】

水煎服，每日 1 剂。

【方解】

1.此方是在柴胡解毒汤的基础上，加生石膏、竹叶、滑石、寒水石，以增强清利湿热作用；

2.加双花清热解毒以化湿浊；

3.滑石、竹叶、寒水石均有利小便的作用，以期湿浊之邪由小便外排，湿热分消，凝结化解。

【特别说明】

此方中巧用寒水石、滑石甘寒清热、利尿生津，祛湿而不伤阴，生津而不碍湿，很好地解决了利湿伤阴这一矛盾现象。

肝病恢复期

青碧散

【配方】

草决明15克，生山楂15克，六一散15克，丹参12克，泽兰12克，青黛10克，醋柴胡10克，郁金10克，明矾3克。

【主治】

肝炎后肝脂肪性变。临床以肝炎恢复期由于过度强调营养所致短期内体重迅速增加、食欲亢进、仍极度疲乏、不耐劳作、舌质暗、苔白、大便不调（次数多、不成形、不畅通）、脉沉滑为特征。

【用法用量】

水煎服，每日1剂，或共研细末，装一号胶囊，每次饭后服1粒，每日2~3次。

【方解】

1.青黛、明矾除湿、清肝、退黄；

2.丹参与泽兰相配调肝脾、化瘀血，寓养血于活血之中；

3.青黛配六一散专治暑热痰湿；

4.青黛入肝清热凉血，配合郁金、醋柴胡疏肝，更能加强利胆之功；

5.明矾配郁金即"白金丸"擅祛风痰；

6.草决明清肝热；

7.生山楂祛瘀消积化脂；

8.明矾味酸入肝，燥湿祛痰，早在汉代张仲景就创"硝石矾石散"方治黑疸，取其消瘀痰除湿浊的作用；

9.诸药合用，共收化痰、活血、

清利肝胆之效。

【加减】

1. 失眠，腰膝酸软，劳累后肝区疼痛加重，证属阴虚血亏者：加何首乌、黄精、枸杞子等；

2. 血压显著升高并伴有头痛者：加生石膏；

3. 大肠湿热、大便黏滞不畅者：加白头翁、秦皮、川军、栝楼、焦四仙；

4. 脾虚气弱者：加玉米须、葛根、泽泻、党参、苍术；

5. 肝热，头晕目眩（血压常波动或一直偏高）者，属实证者：加苦丁茶、生槐米。

健脾舒肝丸

【配方】

陈皮 12 克，党参 12 克，白芍 12 克，山药 12 克，炒薏米 12 克，当归 10 克，柴胡 10 克，郁金 10 克，草蔻 6 克。

【主治】

肝病后胸胁胀满、纳食不香、身倦乏力者。临床多用于肝炎恢复期，肝功能已恢复正常，消化机能未完全恢复者。

【用法用量】

1. 水煎服，每日 1 剂。

2. 或倍其量，共研细末炼蜜为丸。每丸 10 克，每服 1~2 丸，日服 2 次。

【方解】

1. 炒薏米、党参、山药健脾利湿，培土荣木；

2. 当归、白芍养血柔肝，合党参益气血；

3. 陈皮、草蔻行气开胃；

4. 柴胡、郁金疏肝理气，合陈皮行气和胃。

急慢性肝炎

退黄三草汤

【配方】

板蓝根 20 克，天青地白草 20 克，白花蛇舌草 20 克，酸浆草 20 克，大青叶 20 克，绵茵陈 20 克，郁金 20 克，鲜车前草 10 株。

【主治】

急性黄疸型肝炎，慢性迁延性肝炎急性发作。

【用法用量】

水煎服，每日1剂，分3次服。

【方解】

1. 鲜车前草、天青地白草、酸浆草入肝脾，清热利湿凉血为主药；

2. 板蓝根、大青叶清热解毒凉血，佐以郁金行气解郁化瘀；

3. 辅以绵茵陈、白花蛇舌草除湿清热退黄；

4. 诸药合用，以收清热解毒除湿、疏肝利胆除黄之功。

【加减】

1. 湿热蕴结者：加滑石、蒲公英、大黄（后下）、黄连；

2. 肝郁气滞血瘀者：加红花、桃仁、莪术、没药；

3. 脾气虚者：加苍术、太子参、茯苓、炙甘草；

4. 肝肾阴虚者：加旱莲草、女贞子、枸杞子、麦冬。

【特别说明】

本方专为黄疸证之阳黄而设。现代医学中所称之急性黄疸型肝炎、慢性迁延性肝炎急性发作等，多属阳黄范围。《金匮要略·黄疸病》中"黄家所得，从湿得之""诸病黄家，但利其小便"之说，以清热除湿利尿为法。

柴胡鳖甲汤

【配方】

牡蛎15克，鳖甲15克，白药12克，生地10克，沙参10克，丹皮10克，麦冬10克，茜草9克，红花9克，土元6克，柴胡6克。

【主治】

慢性肝炎晚期，出现蛋白倒置；乙型肝炎"澳抗"阳性；亚急性重型肝炎，临床表现为口咽发干，面黑，舌红少苔、边有瘀斑，肝脾肿大疼痛，夜间加重，腹胀，或五心烦热，或低烧不退，脉弦而细。

【用法用量】

第一煎5分钟、第二煎15分钟、第三煎50分钟。这样能够有效避免因久煎破坏柴胡的疏肝调气作用，又可避免因煎药时间过短而熬不出补益中药的有效成分等缺陷。

水煎服，每日1剂。

【方解】

1. 鳖甲、牡蛎软坚、散结、化症；

2. 白药养阴柔肝；

3. 麦冬、沙参、生地滋养肝阴；

4. 红花、茜草、土元活血化瘀；

5. 柴胡舒肝、调气、解毒；

6. 丹皮活血凉血。

【特别说明】

肝炎晚期，正气衰惫，毒邪式微，疾病的关键是正虚（这里是指阴虚）和病理产物——瘀血症块。治疗的重点以扶正和软坚活血为主，这种灵活地因证而异的"柴胡解毒系列方药"的运用，不但对诊治肝病极有价值，而且对指导其他疾病的治疗也有积极意义。本方诸药合用，可以说是共奏解毒、软坚、活血、化症之功。

温肝汤

【配方】

黄芪 30 克，茵陈 15 克，白芍 15 克，当归 15 克，党参 12 克，紫河车 12 克，杏仁 10 克，橘红 10 克，附片 10 克，白术 10 克，香附 10 克。

【主治】

慢性肝炎，早期肝硬化，临床表现为面色萎黄，神疲乏力，口淡不渴，舌淡苔水滑，腹胀阴肿，腰酸背寒，胁下痞块，手脚发凉，小便清白，大便稀溏，脉沉弦弱。

【用法用量】

每日 1 剂，水煎分早晚 2 次服。

【方解】

1. 白芍、当归养血柔肝；

2. 香附、茵陈清疏肝胆；

3. 杏仁、橘红开肺气，化痰水，通三焦；

4. 诸药合用，温而不燥，补而不腻，使肾气旺、脾气健、肝气舒、邪毒解，则肝炎可消，硬化可软。

【特别说明】

本方配伍讲究、严谨，如黄芪、党参与香附、橘红相伍，甘温益气而无滞中之弊，疏肝化痰解郁而无耗气伤中之害；茵陈与白芍相伍，清利肝胆湿热而不伤阴血，养血柔肝而不碍湿除；附片与紫河车、归芍相伍，温阳之效不减，辛燥伤阴之弊则无。此方之精、用药之巧、配伍之妙，确有良效。

乙肝煎

【配方】

薏苡仁 15~30 克，淫羊藿 15~30 克，黄柏 15~20 克，焦山楂 15~20 克，败酱草 15~25 克，茯苓 15 克，丹参 15 克，菟丝子 15 克，虎杖 15 克，鸡血藤 12 克，何首乌 12 克，桑寄生 10~20 克。

【主治】

乙型肝炎。

【用法用量】

水煎成汤。每日 1 剂，分 3 次口服。10 剂为 1 个疗程。

【方解】

1. 败酱草具有活血行瘀之功效，其干燥果、枝能疏通门脉循环，促进肝细胞再生，因而有降酶、降浊之效；

2. 配以茯苓，更助利水渗湿、健脾和中之效；

3. 虎杖利湿退黄，活血通经，通络止痛；

4. 何首乌、淫羊藿、桑寄生、菟丝子补肾助阳、益精血之佳品；

5. 薏苡仁性微寒而不伤胃，益脾而不滋腻，药性缓和，是一味清补利湿的药品；

6. 鸡血藤、丹参活血祛瘀，养血安神；

7. 黄柏泻火解毒，清热燥湿；

8. 焦山楂有助脾健胃、促进消化之功。

【加减】

1. 溲黄便干者：加茵陈、栀子、龙胆；

2. 食欲缺乏腹胀者：加炒麦芽、陈皮、炒莱菔子；

3. 舌苔厚腻者：加藿香、白豆蔻、佩兰；

4. 五心烦热、舌红苔少者：加黄精、生地黄、石斛、枸杞子；

5. 肢倦乏力者：加党参、白术、黄芪；

6. 肝区疼痛者：加延胡索、川楝子、佛手；

7. 腰膝酸软者：加木瓜、杜仲；

8. 大便溏薄者：加山药、车前子、白扁豆。

【特别说明】

本方具有健脾益肾、清热活血之功，以培补脾肾治其本，以清热利湿、活血化瘀治其标。现代药理研究证明，本方可促进人体细胞及体液免疫功能对乙肝血清抗原的抑制作用，又可促进抗体形成并使其存留时间延长。治疗期间应定期检查肝功能及乙肝三系，以便掌握治疗效果。

草河车汤

【配方】

草河车30克，青皮12克，苏木6克。

【主治】

肝经郁热，两胁胀痛，心烦急躁，舌红苔黄，脉象弦数等。本方适用于现代医学所诊断的急性肝炎和慢性肝炎活动期，或单项转氨酶增高。临床改善肝功能的作用明显而肯定。

【用法用量】

水煎服，每日1剂，分2次服。

【方解】

1.苏木入肝经，活血祛瘀；

2.青皮辛散温通，苦泄下气，入肝胆经，可疏肝破气，清泄止痛，又防草河车苦凉太过；

3.草河车清热解毒，利湿消肿，是为主药，用量亦重。

【加减】

1.有黄疸者：加茵陈、栀子；

2.热毒较甚者：将草河车更为凤尾草；

3.腹水较明显者：加槟榔、郁金；

4.大便溏者：减草河车，加贯众；

5.伴见脾胃虚弱者：加茯苓、党参、白术；

6.肝硬化早期者：加山楂。

【特别说明】

本方药简价廉，用之灵验。临床可连续服药2~4个月，无不良反应。对于肝功能不正常的患者，不管是否有临床症状，均有疗效。

迁延性肝炎

燮枢汤

【配方】

片姜黄9克，炒黄芩9~12克，炒

川楝9~12克，白蒺藜9~12克，制半夏10~12克，焦四仙10克，炒莱菔子10克，草红花9~10克，刘寄奴（或茜草）9~10克，北柴胡9~10克，泽泻9~10克，皂角刺 3~6 克。

【主治】

慢性肝炎、迁延性肝炎、早期肝硬化所致较长时间具有舌质红或有瘀斑、苔白或黄、右胁疼痛、腹部胀满、不思饮食、胁下痞块、倦怠乏力、小便发黄、大便欠爽或溏软、脉弦或弦滑者。

【用法用量】

水煎服，每日 1 剂。

【方解】

1. 片姜黄辛苦性温，行血中气滞，治心腹结积、痞满胀痛；

2. 北柴胡升清阳，炒黄芩降浊阴，一升一降，能调转燮理阴阳升降之枢机，共为君药；

3. 炒川楝苦寒入肝，清肝热、行肝气而止胁腹痛；

4. 制半夏辛温善降中焦逆气而燥湿和胃健脾；

5. 白蒺藜苦辛而温，宣肺之滞，疏肝之郁，下气和血；

6. 草红花辛温活血通经，并能和血调血，四药共为臣药；

7. 刘寄奴苦温而辛，破瘀消积行血散肿；

8. 炒莱菔子辛甘性平，理气消胀，配焦四仙助消化而除胀满，运中焦而健脾胃，为佐药；

9. 泽泻入肝肾，能行在下之水，使之随清气而上升，复使在上之水随气通调而下泻，能泄肝肾水湿火热之邪，而助阴阳升降之机，为使药；

10. 皂角刺辛温，开结行滞，化痰祛瘀，破坚除积。

【加减】

1. 口苦、尿黄、目赤者：加栀子、龙胆草；

2. 中湿不化、脘闷食少、舌苔白厚者：加苍术、草蔻；

3. 血瘀明显者：加茜草、桂枝、海螺蛸；

4. 谷丙转氨酶高者：加五芦散（五味子、芦荟，共为细面，每服 3 克，每日 2 次，温开水送下，或随汤药服用）；

5. 气血阻滞、胁痛明显者：加枳壳、元胡、制乳没；

6. 胃纳不佳、饮食少进者：加谷芽、陈皮；

7. 心悸失眠、健忘多梦者：加珍珠母、远志、天竺黄、栀子；

8. 肝脾肿大者：加炙鳖甲、射干、三棱、莪术、元参；

9. 有轻度腹水者：加茯苓、冬瓜皮、大腹皮、水红花子、车前子；

10. 情志不舒者：加香附、合欢花；

11. 下午低热者：加青蒿、生白芍、银柴胡；

12. 呕逆便秘、舌苔不化者：加代赭石、旋复花、炒五灵脂、生大黄；

13. 腹部喜暖、遇凉隐痛者：减黄芩，去川楝子；

14. 药后胁痛反剧者：去皂刺，减片姜黄。

化肝解毒汤

【配方】

土茯苓 20 克，垂盆草 20 克，平地木 15 克，虎杖 15 克，半枝莲 15 克，赤芍 10 克，姜黄 10 克，黑料豆 10 克，生甘草 3 克。

【主治】

慢性迁延型乙型肝炎及乙肝病毒携带者，表现以湿热瘀郁为主证。

【用法用量】

1. 将上药放于砂罐内，加冷水浸过药面，泡 20 分钟即行熬煮；

2. 沸后改用小火煎 15 分钟，滤取药液温服；

3. 每日 1 剂，煎服 2 次，上、下午各 1 次，食后 2 小时服；

4. 连服 2 个月为 1 个疗程，一般应服用 2~3 个疗程，疗前及每满 1 个疗程，可复查肝功及乙型肝炎病毒感染表面抗原标志物。

【方解】

1. 药用虎杖、平地木、半枝莲为主，辅以土茯苓、垂盆草相互协同而奏清热化湿解毒、凉血活血之效；

2. 佐以黑料豆、生甘草，调养肝脾而解毒；

3. 取赤芍、姜黄入肝为使，增强凉肝活血作用。

【加减】

1. 阴虚有热者：加大生地、金钗石斛；

2. 湿热中阻者：加炒黄芩、厚朴；

3. 气火郁结者：加丹皮、山栀；

4. 肝肾阴虚者：加桑葚子、旱莲草；

5. 肠腑湿热者：加凤尾草、败酱草；

6. 湿热在下者：加炒苍术、黄柏；

7. 湿热发黄者：加茵陈、山栀；

8. 热毒偏重者：酌加龙胆草、板蓝根、蒲公英；

9. 湿浊偏重者：加煨草果、晚蚕沙；

10. 血分瘀毒者：加白花蛇舌草、制大黄，营分郁热酌加水牛角片、丹皮、紫草；

11. 脾气虚者：酌加黄芪、党参、白术；

12. 肝郁气滞者：加醋柴胡、香附；

13. 肝郁血瘀者：酌加丹参、桃仁、土鳖虫；

14. 肝血虚者：加当归、白芍；

15. 肾阳虚者：加仙灵脾、菟丝子。

【特别说明】

本方用药重在活血，因为慢性乙肝病邪多已深入血分，故宜以凉血和血为主，兼以清化气分湿热，但又忌用消克破血伐肝之品。

升麻甘草汤

【配方】

升麻 30 克，甘草 6 克。

【主治】

迁延性肝炎、慢性肝炎肝功损害严重，转氨酶长期持续在高限，中医辨证属于毒盛者，恒合用该方。

【用法用量】

常合入加味一贯煎、加味异味散、加味黄精汤同煎后服用。

【方解】

1. 升麻辛甘、微苦、微寒，擅清热解毒；

2. 甘草和中调药，又擅解毒；

3. 升麻、甘草二药合用，解毒而不伤中，扶正而不恋邪，共奏解毒、和中之效。

【特别说明】

《本经》谓其"除百毒，辟瘟疫，瘴气、邪气、中毒、时气毒疠……"《本草备要》谓"轻，宣，升阳，解毒……解百药毒，吐蛊毒，杀精鬼"。可见，本方擅长攻毒、解毒。而肝炎为病毒所致，属中医疫毒范畴，业已被广大医家公认。本方虽小，但功效卓著，妙不可言。单方中一味地运用升麻。本方用至 30 克，超出常量数倍，应引起后学重视。

早期肝硬化

荣肝汤

【配方】

茵陈 15 克，生牡蛎 15 克，山楂 15 克，泽兰 15 克，党参 12 克，当归 12 克，王不留行 12 克，白芍 12 克，炒苍术 10 克，佛手 10 克，木香 10 克，香附 10 克，炒白术 10 克。

【主治】

慢性肝炎、早期肝硬化，证属肝郁脾虚、气滞血瘀、湿热未清者。

【用法用量】

水煎服，每日 1 剂。

【方解】

1. 茵陈清热解毒，利湿退黄；

2. 炒苍术、木香醒脾化湿；

3. 党参、炒白术健脾益气，培土荣木；

4. 香附、佛手疏肝理气；

5. 山楂、泽兰、王不留行活血化瘀；

6. 当归、白芍养血柔肝；

7. 生牡蛎软坚散结。

【特别说明】

肝炎尤其是乙型肝炎，病机复杂，易于反复，难以根除。治疗本病应两手抓：既要祛邪务尽，又要处处顾护正气。祛邪扶正并施，方能达到预期目的。荣肝汤即为扶正祛邪的代表方剂。如果能坚持治疗，注意调养，多能根治。

本方诸药合用，脾土得健，湿浊得化，热毒得清，瘀血得解，而收本固标去、正复邪除之效。

育阴养肝汤

【配方】

炙鳖甲或龟板 20 克，白芍 20 克，女贞子 20 克，枸杞子 20 克，丹参 20 克，何首乌 20 克，丹皮 15 克，茜草 15 克，生地 15 克。

【主治】

早、中期肝硬化，症见胁肋隐痛或不舒，脘腹胀满，头晕神疲，纳少咽干，面色晦滞少华，舌嫩红，苔少，脉弦细。

【用法用量】

1. 每剂煎 2 次；

2. 头煎用冷水 2 碗约 1000 毫升，

先浸泡 20 分钟，煎至大半碗约 300 毫升滤出；

3. 二煎加水 600 毫升，煎至 300 毫升；

4. 下午 2~3 时、7~8 时分服。

【方解】

此方中生地、白芍、枸杞子、女贞子、何首乌、炙鳖甲等育阴养肝，补血滋肾；丹参、茜草、丹皮等活血化瘀，散结消肿。

【加减】

1. 大便不实者：去何首乌，加山药、葛根、荷叶；

2. 兼有腹水、苔腻者：去生地，加苡仁、茯苓、泽泻；

3. 肝功能不正常者：加板蓝根、晚蚕沙（包煎）；

4. 有牙宣鼻衄者：加地榆、槐花；

5. 肝郁不舒者：加郁金、苏梗；

6. 便秘者：加栝楼仁；

7. 腹胀甚者：加槟榔、枳壳；

8. 尿赤口干者：加石斛、麦冬、青蒿；

9. 精神委顿者：加黄芪、当归。

【特别说明】

本病大多在肝炎后形成，病程日久肝之阴血不足，肝失所养，故时有肋胁隐痛或不舒；血郁气阻，致症积不散，肝趋硬化，脘腹胀满；血不上荣，津不上承，症见面色晦滞少华，头晕神倦咽干；阴虚有内热则舌嫩红、少苔，脉弦细。正虚邪恋，本虚标实，以虚为主。治疗不可攻伐太过，不能强求速效，宜标本兼顾，扶正祛邪。又因乙癸同源，育阴养肝汤是治疗早中期肝硬化舌质偏红的常用经验方。本方强调标本兼顾，扶正为主。治疗后能使症状明显减轻或消失，并使肿大的肝脾有不同程度的软化和缩小，确是临床行之有效的治疗方剂。

肝硬化

软肝煎

【配方】

太子参 30 克，鳖甲（醋炙）30 克，草薢 18 克，楮实子 12 克，菟丝子 12 克，丹参 10 克，甘草 6 克，白术 5 克，茯苓 5 克，土鳖虫 3 克。

【主治】

肝硬化。

【用法用量】

1. 土鳖虫烘干研成细末；

2. 水3碗，入鳖甲先煎半小时，纳诸药煎至1碗，冲服土鳖虫末；

3. 渣再煎服，每日1剂。

【方解】

1. 太子参补而不燥，气阴双补，甚为合宜；

2. 草薢则助四君以祛湿健脾；

3. 土鳖虫、鳖甲皆灵动之物，活血软坚化症；

4. 茯苓、白术、甘草健脾益气；

5. 楮实子擅治水气蛊胀，配菟丝子补肝而益肾，此乃虚则补其母之意；

6. 丹参一味，功能同四物，养血活血；

7. 诸药合用，共奏健脾养肝补肾、活血化淤软坚之功。

【加减】

1. 牙龈出血者：加紫珠草或仙鹤草；

2. 阴虚无湿者：去草薢，加山药、石斛；

3. 肝炎后肝硬化者：加黄皮树叶；

4. 门脉性肝硬化者：加炒山甲。

软肝汤

【配方】

丹参9克，鳖甲9克，桃仁9克，炮山甲9克，生大黄6~9克，土元3~9克，党参9~15克，黄芪9~30克，白术15~60克。

【主治】

癥瘕，积聚，胁痛，臌胀（早期肝硬化，轻度腹水）。

【用法用量】

每日1剂，文火水煎，分2次服。

【方解】

1. 丹参苦、微寒，入心肝二经血分，有活血祛瘀、凉血消肿之功，现代药理研究证明，可促进肝脏生理机能好转，并能使肝脾肿大缩小变软；

2. 生大黄荡涤瘀血，桃仁活血化瘀，土元逐瘀破结，三味相合，破血之力颇猛；

3. 炮山甲咸能软坚，性善走窜，鳖甲味咸气寒，入肝脾血分，既能滋阴退热，又可软坚散结，两药均对肝硬化、肝脾肿大有较好治疗效果；

4.脾主运化水谷精微为后天之本，佐以黄芪、白术、党参健脾益气之品，符合仲景"见肝之病，当先实脾"之旨，且根据患者体质虚实调整剂量，此乃扶正祛邪之意；

5.上药共具攻补兼施、活血化瘀、软肝散结之功。

【加减】

1.肝经郁热者：加连翘、生山栀、丹皮、龙胆草等；

2.脾虚气滞者：加砂仁、藿香、苏梗、陈皮、枳壳等；

3.肝气郁滞者：加枳壳、青皮、柴胡、郁金、木香、绿萼梅等；

4.肝肾阴虚者：加玄参、生地、女贞子、麦冬、地骨板、石斛等；

5.湿热内蕴者：加茯苓、黄柏、茵陈、垂盆草、山栀、龙胆草、平地木等；

6.阴虚火旺者：加白蒺藜、龙胆草、山栀等；

7.脾肾阳虚者：加干姜、益智仁、附子、桂枝、砂仁等；

8.肝络血瘀者：加五灵脂、乳香、红花、赤芍、九香虫等；

9.营热络伤症见鼻衄、齿衄、目赤或皮下出血者：加丹皮、连翘、广犀角、生地、赤芍、山栀、蒲黄、羊蹄根、玄参、茅根、小蓟草，上药对毛细血管扩张、蜘蛛痣、血小板偏低有改善作用；

10.周身水肿有轻度腹胀者：加防己、薏苡、将军干、冬瓜皮、茯苓、黑大豆、玉米须、泽泻、猪苓等；

11.出血较多，症状较重者：可暂停用活血化瘀法，也可不用止血药，用健脾法加大剂量可止衄；

12.大便次数多而溏薄者：生大黄减量或改用制大黄先煎。

乙肝表面抗原阳性

菊参茶

【配方】

菊参15克，黄芪15克，金钱草30克，虎杖30克，桑寄生30克。

【主治】

乙肝表面抗原阳性。

【用法用量】

1.上药混合加水煎成汤剂；

2. 每日 1 剂，分 2 次口服，3 个月为 1 个疗程。

【方解】

1. 桑寄生有益精血、壮阳道、补肝肾的作用，含有齐墩果酸、葡萄糖、肌醇等，它们均有抗多种病毒的作用，而齐墩果酸是治疗乙肝的要药；

2. 黄芪性味甘温，为补气之要药，含多种氨基酸，可增加细胞免疫和体液免疫，增加巨噬系统的吞噬功能，诱导细胞产生干扰素，与菊参合用有协同作用，扶正功能更强；

3. 金钱草性味苦凉，内含熊果酸、琥珀酸及多种氨基酸，对肝胆疾病有良好的治疗作用；

4. 虎杖性味苦平，入肝经，含有大黄素，功效清热解毒，并具有抗多种细菌和病毒的作用，治疗传染性肝炎效果较好；

5. 菊参是近年开发出来的滋补药物（《药典》中尚无记载），含 10 多种人体必需的氨基酸，总含量为天然花粉的 4 倍，且现代药理研究表明，它兼有人参、党参的双重性质，对补肾壮阳效果更显，同时可增强人体的免疫功能，有抗疲劳、抗缺氧、抗寒和预防感冒的作用。

【特别说明】

乙肝表面抗原是乙肝病毒的外壳蛋白，本身不具有传染性，但它的出现常伴随乙肝病毒的存在，所以它是已感染乙肝病毒的标志。

上述 5 味药组方后可直接对病毒产生强烈的抑制和杀灭作用，也可激发细胞本身的免疫和吞噬功能，消灭病毒，增强体质，表面抗原也就转阴了。

【禁忌】

治疗期间忌酒及油腻食物，禁房事，情志舒达，提高战胜疾病的信心。

枝莲柴胡汤

【配方】

半枝莲 24 克，板蓝根 24 克，金银花 24 克，茵陈 16 克，小金钱草 16 克，枳壳 10 克，芍药 10 克，柴胡 6 克，甘草 6 克。

【主治】

乙型肝炎表面抗原阳性。

【用法用量】

上药加水煎成汤剂，每日 1 剂，

分 2 次口服，30 剂为 1 个疗程。

【方解】

1. 本方主要针对肝气郁结、湿热内蕴的病机，采用板蓝根、半枝莲、金银花清热解毒；

2. 柴胡、枳壳、芍药具有疏肝调气之效；

3. 茵陈、小金钱草清热利湿；

4. 甘草调和诸药；

5. 全方共奏清热利湿、消炎解毒、疏肝理气之功；

6. 在应用本方的同时，配合葡萄糖、辅酶 I、维生素 C 静脉滴注，奥拉米特（阿卡明）、水飞蓟宾（益肝灵）、联苯双酯口服。

【加减】

1. 兼血瘀者：加牡丹皮、延胡索、山楂；

2. 偏热者：加蒲公英、黄芩、栀子；

3. 偏湿者：加茯苓、佩兰、法半夏；

4. 兼阴虚者：加女贞子、鲜石斛、沙参；

5. 胁胀痛明显者：加川楝子、郁金、佛手；

6. 兼脾虚者：加白术、黄芪。

【禁忌】

由于乙型肝炎病人病程相对较长，故在用中药时，应注意清热不宜太寒，疏肝不宜太猛，祛湿不宜太燥，健脾不宜太补，滋阴不宜太腻，祛瘀不宜太峻。

肝硬化腹水

五参五皮饮

【配方】

玄参 10 克，沙参 10 克，丹参 10 克，党参 10 克，苦参 10 克，黄芪皮 10 克，地骨皮 10 克，青皮 10 克，丹皮 10 克。

【主治】

肝硬化腹水。临床表现为舌深红，腹膨胀痛，时有潮热，脉弦细，证属阴虚气弱、内热水停者。

【用法用量】

每日 1 剂，水煎分服。

【方解】

1. 玄参、沙参、丹皮、地骨皮养阴清热；

2. 丹参、丹皮清热活血散瘀；

3. 党参、黄芪皮益气健脾扶正；

4. 青皮、苦参疏肝化湿；

5. 诸药合用，共成扶正祛邪、固本治标之剂。

苍牛防己汤

【配方】

川怀30克，苍术30克，白术30克，大腹皮30克，牛膝30克，防己30克。

【主治】

肝硬化腹水。

【用法用量】

1. 先用冷水浸泡2小时，浸透后煎煮；

2. 以水淹没全药为度，细火煎煮2次，首煎50分钟，二煎30分钟；

3. 煎成后两煎混匀，总量以250~300毫升为宜；

4. 一般分2次，饭后2小时服用；

5. 腹胀甚不能多进饮食，药后腹满加重者，可分4~5次分服，但须在1日内服完1剂。

【方解】

1. 苍术、白术补脾燥湿；

2. 以川怀、牛膝益血活血，缓肝疏肝，以利补脾；

3. 以防己、大腹皮行水利尿；

4. 诸药合用，共奏健脾活血利水之效。

甲术消臌汤

【配方】

醋鳖甲30克，大腹皮20克，茵陈20克，丹参20克，炒白术20克，炙黄芪20克，猪茯苓20克，泽泻20克，白茅根20克，莪术15克，党参15克，仙灵脾15克，五味子15克，柴胡9克。

【主治】

肝硬化腹水。

【用法用量】

每日1剂，水煎分服。

【方解】

1. 柴胡疏肝理气，配茵陈清热利湿解毒，以除余邪；

2. 炒白术、炙黄芪、党参健脾益气，燥湿利水，以绝水源；

3. 丹参、莪术养血祛瘀，消症软肝；

4. 大腹皮、泽泻、白茅根、猪茯苓利水消肿；

5. 五味子、醋鳖甲滋阴补肝，利水而不伤阴；

6. 仙灵脾、醋鳖甲补肝肾，温肾阳，滋肝阴，消症瘕；

7. 诸药合用，共奏调补肝肾、培土利水、祛瘀化症、利水消肿之效。

【加减】

1. 肝病虚损严重者：加重培补脾肾之品，白术可增至 40 克或 60 克，另外加女贞子、仙茅、鹿角胶，在扶正补虚的同时，尚须重用活血祛瘀之品；

2. 一般是轻重药并用，有时加重丹参、莪术等药之分量，再加赤芍、三棱、元胡、郁金等。

【特别说明】

肝硬化的病理改变突出为肝络阻塞，血瘀肝硬，肝脾肿大。肝病虚损严重，肝功能代偿失调，可致腹水潴留，形成肝硬化腹水，其主要表现为"虚""瘀"交错的病理特点。在治疗上，强调补虚和祛瘀。补虚，重在补脾以绝水源，补肾重在补阴，以期水生涵木，肾旺肝荣，乃治本之法。祛瘀，一是软坚消症以除症瘕，一是"血不利则为水"，瘀化水行，腹水可消，乃治标之术。唯有如此，才能补偏救弊，使水消、症化、正复，顽症可除。

鳖甲在肝硬化腹水方中用率颇高，值得研究。李时珍谓"鳖甲乃厥阴肝经血分之药，肝主血也……鳖色青入肝，故所主者，疾劳寒热，痃瘕惊痫……皆厥阴血分之病也"。日华子云"去血气，破症结恶血"等。现代研究表明，鳖甲含有动物胶、角蛋白、维生素 D 及碘等，能抑制结缔组织增生，起到软肝脾的作用，并能提升血浆白蛋白，故对肝硬化腹水大有治疗作用。

海藻消臌汤

【配方】

川朴 50 克，茯苓 50 克，海藻 40 克，二丑 30 克，白术 25 克，槟榔 20 克，人参 15~20 克，木香 15 克。

【主治】

肝硬化腹水。

【用法用量】

每日 1 剂，水煎分服。

【方解】

1. 木香、川朴宽中理气除湿；

2. 人参、白术、茯苓等甘温益气，健脾利水；

3. 海藻苦咸寒，苦能泻结，咸可软坚，功擅软坚散结利水；

4. 二丑达三焦，走气分，使水湿之邪从二便排出，为逐水之峻药；

5. 槟榔降气导滞，利水化湿。

臌胀消水丹

【配方】

枳实 15 克，甘遂粉 10 克，沉香 10 克，琥珀 10 克，麝香 0.15 克。

【主治】

肝硬化腹水。

【用法用量】

将上药共研细末，装入胶囊，每次 4 粒，间日 1 次，于空腹时用大枣煎汤送服。

【方解】

1. 甘遂粉泻腹水，破瘀血；

2. 枳实破结气而逐停水；

3. 沉香降逆气而暖脾肾；

4. 琥珀利小便而通经络；

5. 麝香通诸窍而活血滞；

6. 上药装入胶囊，枣汤送服，旨在顾护脾胃，免伤正气；

7. 诸药合用，滞气散则腹水消，脏腑气血可望恢复。

温阳利水汤

【配方】

泽泻 15 克，生白术 15 克，猪苓 15 克，茯苓 15 克，潞党参 15 克，大腹皮 12 克，熟附子 10 克，广木香 10 克，紫油桂 6 克，上沉香 6 克。

【主治】

晚期肝硬化，慢性肾炎（肾病型）臌胀、水肿；肝脾肾受损，气滞水聚，临床表现为腹胀腹水，尿清短少，足肿便溏，畏寒肢冷，舌质淡紫，脉沉细虚弦或微。

【用法用量】

每日 1 剂，水煎分 2 次服。

【方解】

1. 泽泻利水性寒，能泄浊；

2. 潞党参、生白术健脾燥湿，增强主药助阳化气之力；

3. 广木香芳香辛散温通，对脘腹

气滞有特效；

4. 沉香行气而温寒暖肾，大腹皮以下气宽中利水见长；

5. 茯苓利水健脾，可宁心；

6. 熟附子、紫油桂均辛热，善于补火助阳，益火之源以消阴翳；现已知二药具有强心、增进血循、消退细胞水肿、提高体温、促进排尿等功效，为阳虚水肿有效之品；

7. 猪苓利水作用较强；

8. 本方温阳利水脱胎于真武汤，温化水湿取意于五苓散。

【加减】

1. 心悸者：红参换潞党参，加白芍；

2. 畏寒肢冷不著者：去熟附子，紫油桂剂量可酌减；

3. 胀满甚者：去熟附子、潞党参，加槟榔、郁李仁。

甘遂散

【配方】

净甘遂 100 克（酒甘遂、煮甘遂、煨甘遂效更佳）。

【主治】

肝腹水，肠梗阻。

【用法用量】

1. 碾研粉碎为极细末，储瓶备用；

2. 每日服 1 次或 2 次，每次白开水送服 0.1~0.6 克。

【方解】

净甘遂为峻下逐水药，其味苦、甘，性寒、凉，入肺、脾、肾、大肠经，有较强不良反应。其泄水逐饮、利尿通便、消肿散结之力甚著。

【特别说明】

1. 治疗中应根据年龄、体质、病情轻重，酌量由小至大试用，禁开始即用大量（0.6~1 克）；

2. 如欲速求通便利尿，可内服与外敷脐中、丹田、利尿穴兼治。

黄狗胆丸

【配方】

制香附 30 克，人参 30 克，海藻 30 克，三七 30 克，瓦楞子 30 克，葶苈子 30 克，厚朴 30 克，郁金 30 克，荜澄茄 30 克，三棱 30 克，莪术 30 克，昆布 30 克，桔梗 30 克，白芥子 15 克，檀香 15 克，没药 15 克，西红花 15 克，乳香 15 克，砂仁 15 克，陈皮 15 克，血竭 15 克，干漆 15 克，黄狗胆 3 个，炮穿山甲（代）60 克，大麦芽 60 克，龟甲胶 60 克，鸡内金 60 克，益母草 60 克，青皮 60 克，制鳖甲 90 克，炼熟蜂蜜 250 克。

【主治】

肝硬化腹水。

【用法用量】

1. 将上药制成丸药，每丸重 10 克，备用；

2. 每日 2 次，每次 1 丸，3 个月为 1 个疗程。

【方解】

黄狗胆丸既有健脾胃、益肝肾、补益气血之品，又有清利肝胆、理气活血、软坚散结、消痰利水之药，共奏扶正祛邪、攻补兼施之效用。

【特别说明】

服药期间，应情志舒畅，注意休息，加强营养，预防感冒等疾病。

肝脾肿大及功能亢进

消症利水汤

【配方】

醋鳖甲 30 克，炙黄芪 20 克，茵陈 20 克，泽泻 20 克，丹参 20 克，大腹皮 20 克，猪茯苓 20 克，白茅根 20 克，淫羊藿 20 克，炒白术 20 克，五味子 15 克，莪术 15 克，党参 15 克，柴胡 9 克。

【主治】

肝硬化代偿失调所出现的水肿臌胀、肝脾肿大。

【用法用量】

水煎服，每日 1 剂，早中晚分 3 次服。

【方解】

1. 醋鳖甲以软坚消散；

2. 丹参、莪术活血祛瘀，温阳化津，祛瘀利水，消症散结，回缩肝脾肿大；

3. 大腹皮、猪茯苓、泽泻、白茅根理气利水，消除臌胀腹水；

4. 柴胡、茵陈调达肝气，清利湿毒；

5. 淫羊藿、党参、炒白术、炙黄芪补益脾肾；

6. 五味子补益肝肾，酸收降酶；

7. 各种药效有机结合，共奏消症利水、恢复肝脏功能之功效。

【加减】

1. 肝病虚损严重，肝功障碍，絮浊试验、血清蛋白电泳试验异常者：加培补脾肾之品，白术可增至40克，另加女贞子、仙茅、鹿角胶（烊化）；

2. 肝病虚损严重、抵抗力低下、微循环障碍、肝脾肿大、形成症积肿块者：一般是轻重药并用，加重丹参、赤芍、莪术等药之分量。

【特别说明】

肝硬化腹水的形成，表现为"虚""瘀"交错的病理特点。一由脾肾阳虚，水不化津，而致水液潴留，此因虚；一由气血瘀滞，血不循经，津液外渗，"血不利则为水"。病毒性肝炎的症状和体征，在临床上可分为湿热未尽、肝郁脾虚、气阴两虚、虚瘀症积四型。在治疗上，多补虚、祛瘀综合运用，再辅以利水消肿。

归鳖丸

【配方】

醋炙鳖甲50克，丹参30克，生地黄30克，白茅根30克，白芍30克，当归25克，青蒿20克，郁金15克，红人参15克。

【主治】

脾功能亢进。

【用法用量】

1. 上药为末，炼蜜为丸，如梧子大，每次3丸，每日3次，温开水送服；

2. 脾胃功能好的病人可加用阿胶，每次3克，烊化冲服，每日1次；

3. 2个月为1个疗程，每疗程结束后复查B超、血常规，可持续服用数个疗程。

【方解】

1. 本方以醋炙鳖甲为主药，具有滋阴潜阳、散结消瘕之功，可治胸胁积聚作痛，或久疟、疟母等；

2. 本方以治脾大为主，用人参补气，当归、白芍与鳖甲、丹参、郁金合用则以"补而不滞，消而勿伤"，此乃消补兼施、治疗瘕积之大法也；

3. 本方具有益气补血、育阴软坚的作用。

【加减】

1. 若有出血倾向者：如吐血、便

血等，则在方中加入小蓟、地榆、仙鹤草、藕节、血见愁等止血之品；

2. 如气虚体弱者：可加太子参、炙黄芪；

3. 脘腹胀满者：加厚朴、槟榔、木香；

4. 胃纳不佳者：加麦芽、山楂、谷芽、神曲。

【禁忌】

1. 肝功能不正常者须慎用；

2. 本方偏于育阴散结，少数脾胃虚弱者可适当减量或与调理脾胃之品同服；

3. 饮食忌辛辣。

胆囊炎、胆石症

变通大柴胡汤

【配方】

柴胡 18 克，生姜 12 克，大黄 9 克，半夏 9 克，白芍 9 克，郁金 9 克，黄芩 9 克，枳实 9 克。

【主治】

急性胆囊炎证属肝胆湿热者。临床表现为舌质红苔黄腻、厌油、恶心、胁痛、发热、便干、脉弦滑等特征。

【用法用量】

每日 1~2 剂，水煎分服。

【方解】

1. 柴胡味苦微辛，气平微寒，具轻清上升、宣透疏达之性，长于疏泄肝胆之邪热，且现代研究表明，柴胡有解热、抗菌、抗炎、利胆、护肝、镇痛等作用；

2. 黄芩能和解表里，清热利湿，与白芍同用，能柔肝舒肝止痛；白芍有很好的镇痛、抗炎等作用；

3. 半夏、生姜化湿和中，降逆止呕；

4. 大黄、枳实泻府清热，利胆消炎；大黄也有很强的解热、抗菌、抗炎、利胆等作用；

5. 郁金辛开苦降，性寒泄热，入气分行气解郁，入血分凉血化瘀，为血中之气药，并有利胆之功；

6. 诸药合用，共奏疏肝理气、清热利湿、通腑利胆之效。本方既能治"本"（抗菌、消炎），又能治"标"

（止痛、退热），诚为一首治疗急性胆囊炎的有效方剂。

【特别说明】

由于本方多苦寒之品，故于脾胃虚弱、正气不足之急性胆囊炎者不相宜。临证当辨病与辨证相结合，不可套用照搬，方能取得好的疗效。

舒肝汤

【配方】

赤芍 15 克，百合 15 克，藕节 15 克，枇杷叶 10 克，香附 10 克，郁金 10 克，川芎 9 克，枳壳 6 克。

【主治】

胆囊炎、急慢性肝炎、慢性支气管炎、肺气肿、肋间神经痛等，证属肝气郁结、肺气怫者。临床表现为胸胁闷痛或呼吸迫促等气机不得舒畅之症。

【用法用量】

每日 1 剂，水煎分服。

【方解】

1. 主以香附行气之中兼能理血，辅以郁金，破血之中兼能理气；

2. 主以枳壳入脾、肺而理气消胀，

辅以赤芍入肝经而活血散瘀；

3. 枇杷叶专入气分，降肺胃之气逆；

4. 藕节专入血分，宣经络之瘀滞；

5. 川芎活血兼能行气；

6. 百合养阴柔肝以润燥，并防诸气药辛燥伤津之弊；

7. 诸药相伍，功能行气解郁，疏肝理气，使气行血运，源洁流清。

【特别说明】

胆囊炎尤其慢性者治疗颇为棘手，本方舍柴胡、茵陈、金钱草等品不用，另辟蹊径，从肺肝论治，从气血入手，创舒郁汤，疗效颇著。

金钱利胆汤

【配方】

金钱草 60 克，板蓝根 30 克，平地木 30 克，赤白芍 9 克，枳壳 9 克，硝矾丸 4.5 克，柴胡 3 克，生军 3 克，生甘草 3 克。

【主治】

胆囊炎、胆石症证属肝胆湿热者，临床表现为厌油、口苦、舌红苔黄腻、胁痛、寒热、便干尿赤、脉弦滑等。

【用法用量】

每日 1 剂，水煎分服。

【方解】

1. 金钱草功擅清热利湿，利胆，溶石，排石；

2. 板蓝根、柴胡、枳壳疏肝清热解毒；

3. 硝矾丸、生军利胆排石，溶石；

4. 赤白芍、平地木养血、凉血、活血为佐；

5. 生甘草清热解毒，调和诸药为使；

6. 诸药合用，共奏清热、利胆、排石之效。

【特别说明】

胆囊由于解剖和生理上的特性，胆囊结石不易排出，本方不在排石，重在溶石，即大石化小，小石化了（更小），最后"了"随胆汁入肠排外，以收全功。

利胆解郁汤

【配方】

茵陈 50 克，柴胡 15 克，川楝子 15 克，马齿苋 15 克，银花 15 克，元胡 15 克。

【主治】

适用于慢性胆胀病。临床表现为胆区疼痛，并向右肩背放射，纳呆口苦，舌质红，苔薄黄，胁痛腹胀，脉弦滑而数。

【用法用量】

水煎服，每日服 2 次，早饭前、晚饭后 30 分钟温服。

【方解】

1. 茵陈清利湿热；

2. 柴胡、川楝子疏肝理气止痛；

3. 银花、马齿苋清热解毒；

4. 元胡理气活血止痛；

5. 诸药合用，共奏疏利肝胆、理气止痛之功。

【加减】

1. 偏湿热者：加滑石、郁金、木通、青皮，水煎服，并送服紫金锭；

2. 偏少阳证者：加胆草、黄芩、清半夏，水煎服，并同服紫金锭；

3. 胆郁证者：减银花，加香橼、砂仁壳，水煎服。

变通一贯煎

【配方】

虎杖 12 克，生地 12 克，麦芽 12 克，茵陈 12 克，生山楂 12 克，何首乌 9 克，枸杞 9 克，生大黄 6~9 克，佛手 6 克，绿萼梅 6 克，鸡内金 3 克，玫瑰花 3 克。

【主治】

慢性胆囊炎、胆石症证属肝阴不足者。临床表现为口干咽燥，头晕目涩，舌质红、苔薄黄或少苔，胁痛隐隐，体倦乏力，体瘦小，脉弦细。

【用法用量】

每日 1 剂，水煎分服。

【方解】

1. 生地、枸杞、何首乌甘寒补肾，滋水涵木，养肝柔肝；

2. 虎杖、茵陈、生大黄清热利胆，消炎化石；

3. 麦芽、生山楂、鸡内金健胃消食化滞，鸡内金尚有化石之能；

4. 玫瑰花舒肝和血；

5. 佛手、绿萼梅疏肝理气；

6. 诸药合用，共为滋水涵木、疏肝利胆之剂。

【特别说明】

胆囊炎、胆石症多为肝胆湿热之实证，加之医者多同于炎症，每以清热利胆之剂统治，故收效不尽如人意。本方一方面滋阴扶正，使水生木旺而不恋邪；另一方面清泻祛邪，使炎消石溶而不伤正，相辅相成，正复邪除，故收效颇著。

浅表性胃炎

香砂温中汤

【配方】

茯苓 15 克，党参 12 克，厚朴 10 克，白术 10 克，川芎 10 克，陈皮 10 克，干姜 10 克，半夏 10 克，砂仁 8 克，木香 6 克，丁香 5 克，炙甘草 3 克。

【主治】

适用于浅表性胃炎、萎缩性胃炎、反流性胃炎、十二指肠球炎等病。临床主要表现为胃脘隐痛，喜暖喜按，遇冷加重，腹胀纳差，嗳气泛吐清水，大便溏薄，倦怠乏力，神疲懒言，畏寒肢冷，形体消瘦，舌质淡，舌体胖大，苔薄白，脉沉细无力等，中医辨证属于脾胃气虚、阳虚者。

【用法用量】

每日 1 剂，水煎分早晚 2 次服。

【方解】

1. 党参、茯苓、白术、炙甘草健脾益气；

2. 半夏、陈皮、木香、厚朴、砂仁理气和胃；

3. 干姜、丁香温中和胃，助脾运化，配合川芎以行气活血；

4. 诸药合用，虚实兼顾，升降相协，顺脾胃之性，恰中病机。

【加减】

1. 湿阻呕恶者：加藿香、苍术；

2. 兼血瘀者：加丹参、元胡；

3. 食滞不化者：加焦山楂、神曲、麦芽；

4. 阳虚甚者：加制附子；

5. 兼肝郁甚者：加香附、乌药；

6. 气虚甚者：加黄芪；

7. 湿盛泄泻者：加薏苡仁、桂枝、泽泻。

【特别说明】

慢性胃炎属于中医"胃脘痛""胃痞"等证范畴。《景岳全书》指出"胃脘痛证，多有因食、因寒、因气不顺者，然因食因寒，亦无不皆关于气，盖食停则气滞，寒留则气凝。临床多因饮食不节，嗜食生冷，损伤脾胃，中焦虚寒，以致脾不运化，胃失和降，气机郁滞而形成。所以治痛之要……当以理气为主"。故治疗脾胃阳虚证，不仅要温中健脾，还要注意疏肝、理气、和胃，才能达到治疗目的。香砂温中汤即是在上述原则的指导下，根据《时方歌括》香砂六君子汤加减而成。

本方为脾胃虚寒之"萎胃"而设。药多香窜燥烈，易伤阴津，故若阴虚者当属禁用之列，所以即为良方也不可统治一病。

和中消痞汤

【配方】

丹参 15 克，白芍 15 克，蒲公英 15 克，党参 15 克，制半夏 10 克，炙甘草 6 克，黄连 3 克，干姜 3 克。

【主治】

浅表性胃炎、反流性胃炎、萎缩性胃炎等。临床表现为胃脘闷胀，或脘腹痞满，嘈杂不舒，似痛非痛，饭后饱胀明显，纳呆食少，舌苔厚腻，口苦口粘，大便不畅，脉象弦滑等，中医辨证属于脾胃气虚、痰湿中阻、寒热夹杂之胃痞症。

【用法用量】

每日1剂，水煎分2次口服。

【方解】

1. 白芍缓急止痛，与甘草合用酸甘化阴，以益胃阴而防燥药之急；

2. 制半夏燥湿化痰，与党参合用，助运化，祛痰湿，以消痞结；

3. 党参、炙甘草补中气，健脾胃；

4. 干姜与炙甘草合用，辛甘化阳，以扶脾阳而化寒湿之邪，两组药对配伍有益阴济阳、调和寒热之功；

5. 蒲公英苦味健胃，有清热和中之效；

6. 伍丹参养血活血，寓补于消，以和胃通络；

7. 黄连清热燥湿，干姜温中祛湿，二药合用，辛开苦降为和中消痞之主药；

8. 诸药合奏益气健胃、调和寒热、辛开苦降、和中开脾之效。

【加减】

1. 灼痛口干者：干姜易炮姜，加石斛；

2. 胃痛明显者：加香橼皮、元胡；

3. 噫气矢气不畅者：加佛手、枳壳；

4. 胃中冷倍者：加肉桂、干姜；

5. 食少难消者：加炒谷麦芽、鸡内金等。

【特别说明】

本方系由《伤寒论》半夏泻心汤、芍药甘草汤、理中汤化裁而成，仅适用于寒热错杂症。

慢性胃炎

砂半理中汤

【配方】

炒枳壳9克（或炒枳实），清半夏9克，高良姜9克，制香附9克，砂仁9克。

【主治】

慢性胃炎、消化性溃疡证属寒凝

气滞者。临床表现为胃脘近心窝处疼痛，舌质淡红，苔薄白或白腻，泛酸嗳气，或吐涎沫，脘腹胀满，痛引胁背或胸中，脉沉迟或弦紧。

【用法用量】

1. 用砂锅加水至浸没药材，水面超出药材 5 分；

2. 将砂仁打碎后下，每剂煎 2 次，每日服 1 剂，分 2 次温服；

3. 服本方痛止后，可用 5~10 剂共研细末，温开水调服，每服 6 克，每日 1~2 次，以巩固疗效。

【方解】

1. 炒枳壳（枳实）能消心下痞塞之痰，泄腹中滞塞之气，推胃中隔宿之食，消腹内连年之积，故作为脾胃痛之主药；

2. 清半夏燥湿化痰，降逆止呕，和中健脾，可作为肺胃痛之主药。该药外用能愈合创口，不留瘢痕，有促进溃疡愈合之效用；

3. 制香附疏肝理气，对肝胃不和之肝胃痛有较好效果；

4. 砂仁健胃理气止痛，化食积，并可入肾，因此可作为肾胃痛之主药；

5. 高良姜温胃止呕，散寒止痛。

【加减】

1. 肺胃痛症，临床表现为胃脘疼痛，肩背拘急，痰多咳嗽，动则气少，舌苔白腻：将清半夏加至 12 克为主药，余 4 味仍用 9 克；

2. 由苦吐酸，为胆火较盛：加生栀子；

3. 胁痛较重者：加川楝子；

4. 心胃痛症，临床表现为痛引胸中，心悸气短，舌红苔薄白，脉寸尺俱微，动见于关：将高良姜加至 12 克为主药，余 4 味仍用 9 克；

5. 肝胃痛症，临床表现为胃痛连胁，攻撑作痛，呃逆嗳气，苔多薄白，脉弦紧：将制香附加至 12 克为主药，余 4 味药量仍为 9 克；

6. 大便色黑即与小肠火有关：加焦栀仁；

7. 脾胃痛症，临床表现为胃脘疼痛，脘腹胀满，神疲乏力，食少纳呆，舌苔白腻，脉缓或大：治疗将炒枳壳（或炒枳实）加至 12 克为主药，余 4 味药仍用 9 克；

8. 兼大便干燥或不通，为大肠有

热：加大黄；

9. 腰酸小腹胀甚：加沉香末（分冲）；

10. 伴有小便不利者：加肉桂末（分冲）；

11. 肾胃痛症，见脘痛及腰，腰酸，少腹胀满，行则佝偻，舌苔薄白，脉沉迟或伏：将砂仁加至 12 克为主药，余 4 味仍用 9 克；

12. 中焦痞满，上下不通，此乃兼有三焦症状：加黄连、肉桂末（分冲）。

理胃汤

【配方】

牡蛎 25 克，白蔹 15 克，厚朴 12 克，法半夏 12 克，肉桂 10 克，广木香 10 克，延胡索 10 克，青藤香 10 克，香附 10 克，白胡椒 10 克，黄连 6 克，甘草 3 克。

【主治】

慢性胃炎。

【用法用量】

1. 上药混合加水煎成汤剂；

2. 每日 1 剂，分早、晚 2 次口服。

【方解】

1. 采用香附、广木香、白胡椒行气理胃，散寒止痛，解郁消胀；

2. 配以法半夏、肉桂、厚朴、延胡索，既有燥湿通阳、活血止痛之功，又有温中散寒、理气止痛之效；

3. 牡蛎、白蔹的止痛散寒作用甚强；

4. 小剂量黄连不仅具有燥湿、调理胃肠的功能，配合白蔹可消炎、解毒、散肿、止痛。

【特别说明】

慢性胃炎是由各种原因引起的胃黏膜慢性非特异性炎症，可能与急性胃炎治疗不当，不良饮食习惯或刺激性食物和药物的长期刺激、胆汁反流，鼻咽部慢性感染性细菌或其他病毒的作用，精神神经功能失调，自身免疫反应以及胃黏膜的慢性充血、缺氧等因素有关。临床表现主要有上腹部疼痛或胀闷不适，并伴有消化功能紊乱。慢性胃炎属中医学"胃脘痛"的范畴。中医学认为，本病多由肝胃不和，血气运行受阻，引起气滞血瘀，损伤胃络而致疼痛。

本方诸药合用，共奏燥湿理胃、活血行瘀、行气止痛之功效，增强和调整胃肠功能，使病证迅速消除。

【禁忌】

治疗期间注意饮食卫生，避免一切刺激性食物，避免精神刺激。

胃痛胃胀

兰洱延馨饮

【配方】

素馨花 12 克，延胡索 10 克，佩兰 10 克，炙甘草 5 克，普洱茶 5 克，厚朴 5 克。

【主治】

适用于胃神经官能症、慢性胃炎、胃痛。临床主要表现为苔白厚腻，胃脘部灼热感，胁胀嗳气，食欲缺乏，脉弦等，中医辨证属肝郁气滞、湿浊阻脾者。

【用法用量】

1. 先将药物用冷水浸泡 20 分钟后煮煎；

2. 首煎沸后文火煎 30 分钟，二煎沸后文火煎 20 分钟，合得药液 300 毫升左右为宜；

3. 每天服 1 剂，分 2 次空腹温服。7~10 天为 1 个疗程。

【方解】

1. 主药素馨花味辛性平，疏肝解郁，芳香醒脾；

2. 厚朴、佩兰芳香化湿以为使；

3. 佐以延胡索行气止痛；

4. 普洱茶味甘，入肝、胃二经，消胀去滞，《纲目拾遗》谓之"清香独绝……消食化痰，清胃生津，功力尤大"；

5. 炙甘草益气和中，调和诸药以为使；

6. 诸药合用，共奏疏肝化浊、行气止痛之功效。

【加减】

1. 吐酸嗳气者：加淡鱼骨 15 克，佛手花 10 克；

2. 痛甚者：加白芍 15 克，广木香 6 克；

3. 纳食不馨者：加炒谷芽 15 克，鸡内金 10 克；

4. 并胁肋胀痛者：加炒麦芽 15 克，

郁金 12 克。

【特别说明】

本方证多由情志不畅、肝胃不和、疏泄失职、湿阻气机所致，故见嗳气泛酸，胃脘胁肋诸痛，治宜疏肝化湿，理气镇痛。临床应用时凡见上腹部胀痛，嗳气频频，泛酸呕吐，痛连胸胁，甚者有时攻痛游走，按之则气走，散痛渐缓，或遇情绪变化时更甚，属肝胃不和型的慢性胃炎、胃神经官能症者，本方确有良效。

沙参养胃汤

【配方】

辽沙参 20 克，白芍 20 克，石斛 15 克，麦冬 15 克，山楂 13 克，花粉 12 克，知母 12 克，乌梅肉 10 克，陈皮 10 克，鸡内金 10 克，丹皮 10 克，生甘草 3 克。

【主治】

适用于治疗胃痛胃胀。临床表现为胃脘隐痛，脘腹胀满或牵及两胁，嗳气，纳呆食少，少食即饱，胃中灼热嘈杂，口干咽燥，便干，身倦乏力，面色萎黄，舌体瘦小，舌质红而缺津，少苔或花剥，形体消瘦，脉细弱或细数等，中医辨证属于脾胃阴虚者。

【用法用量】

每日 1 剂，小火水煎分 2 次服。

【方解】

1. 辽沙参、石斛、麦冬、花粉甘凉濡润，滋胃养阴；

2. 丹皮清血热，并行血中之气；

3. 生甘草、白芍、乌梅肉酸甘化阴；

4. 知母去胃中燥热；

5. 鸡内金、山楂、陈皮理气和胃，以防甘凉滋腻碍脾；

6. 本方甘淡味薄，清虚灵达，滋润不腻，清而不泄，恰针对脾虚病机本质，顺其升降之性，重在健运脾胃，选药精当，配方严谨，故疗效显著。

【加减】

1. 心烦易怒、失眠多梦者：加焦栀子；

2. 兼气滞者：加川楝子、枳壳、郁金；

3. 阴虚内热、胃逆嗳气者：加夜交藤、柿蒂、竹茹；

4. 大便干结者：加火麻仁；

5. 兼脾胃气虚者：加党参；

6. 兼血瘀者：加丹参、已胡、桃仁；

7. 大便出血者：加黑地榆、白及。

【特别说明】

脾胃阴虚证，其病机变化侧重在胃，胃主受纳水谷，其性以通降下行为顺，喜润恶燥，燥则胃气热，失于通降，当治以甘凉清补酸甘养阴，理气和胃。本方虽以大剂养阴之品为主，但伍以陈皮、山楂、鸡内金之属则不致腻胃煎滞。养阴而不腻膈，消导而不伤中，故为治疗胃病之良方。

加味香苏饮

【配方】

枳壳 10 克，大腹皮 10 克，香附 10 克，香橼皮 10 克，苏梗 6 克，佛手 6 克，陈皮 6 克，荜澄茄 6 克。

【主治】

胃胀，胃痛。

【用法用量】

每日 1 剂，水煎服。

【方解】

1. 本方以苏梗、香附、陈皮为主药，苏梗入胃，顺气开郁和胃；

2. 陈皮行气、和胃、化湿，为脾胃宣通疏利要药，具有能散、能燥、能泻、能补、能和之功，它与苏梗、香附为伍，既能和胃理气，又可舒肝止痛。香附入肝，解郁理气止痛；

3. 香橼皮、佛手二药具有宽胸、除胀、止痛之功；

4. 荜澄茄味辛性微温，具有温中散寒、理气通降的作用，专治胃脘胀痛，兼以降逆而止嗳气，配枳壳可消胀除满，佐大腹皮下气行水，调和脾胃；

5. 诸药合用，共奏理气、和胃、通降之功。

【加减】

1. 肝郁胁胀者：加青皮、柴胡、郁金；

2. 食滞者：加焦三仙、鸡内金；

3. 兼痛甚者：加元胡、金铃子；

4. 吐酸者：加乌贼骨、左金丸、瓦楞子。

【特别说明】

胃病为古今临床之常见病、多发病。其中尤以气滞者为多，表现以胃脘作胀为主，治当理气和胃通降。胃气以降为顺，胃气不降则清气不升，浊阴不降，壅遏中焦，乃发胃病。所以治疗胃病除辨证论治外，通降之法不可忽视。

枳术丸

【配方】

白术 60 克，枳实 30 克。

【主治】

胃脘痛。

【用法用量】

1. 将两药共研细末，荷叶裹烧饭为丸，梧桐子大；

2. 每服 50 丸，用温水送服，不拘时服；

3. 可水煎服，用量按原方比例酌情减少。

【方解】

1. 方中重用白术，其性味苦、甘、温，助脾运化，为君药；

2. 佐以枳实下气化滞，消痞除满，为臣、使；

3. 白术剂量重于枳实 1 倍，乃补重于消，寓消于补之中；

4. 再用荷叶烧饭为丸，取其升养脾胃之清气，以助白术健脾益胃之功；

5. 两药配伍，一升清，一降浊，正合"脾宜开则健，胃宜降则和"之理；清升浊降，脾健积消，则诸症自除；

6. 本方具有补不碍邪、消不伤正的作用。

【禁忌】

表证者慎用。

萎缩性胃炎

滋胃饮

【配方】

炒白芍 10 克，金钗石斛 10 克，北沙参 10 克，生麦芽 10 克，大麦冬 10 克，丹参 10 克，乌梅肉 6 克，炙鸡内金 5 克，炙甘草 3 克，玫瑰花 3 克。

【主治】

慢性萎缩性胃炎或溃疡病并发慢性胃炎久而不愈、胃酸缺乏者。临床表现为胃脘隐隐作痛，烦渴思饮，口燥咽干，食少便秘，舌红少苔，脉细数。其病机为：胃痛日久不愈，或气郁化火，迫灼胃阴，下汲肾水，而致胃液枯槁。

【用法用量】

每日 1 剂，水煎分服。

【方解】

1.炒白芍、乌梅肉味酸敛津生津，养肝柔肝；

2.金钗石斛、北沙参、大麦冬等益胃滋阴，一敛一滋，两济其阴，阴亏则失其濡润，胃气失于和降，故少佐理气而不伤阴的玫瑰花、生麦芽和胃调肝，助胃运药，且能防单纯阴柔呆滞之弊；

3.炙鸡内金健脾消食，久病入络，营虚血滞，故配以养营和血之丹参；

4.炙甘草调和诸药；

5.诸药合用，共奏酸甘化阴、养胃生津之功。

【加减】

1.口渴甚、阴虚重者：加大生地；

2.舌苔厚腻而黄、呕恶频作、湿热留滞者：加黄连、厚朴、佛手；

3.伴郁火，脘中烧灼热辣疼痛，痛势急迫，心中懊恼，口苦而燥者：加黑山栀、黄连；

4.津虚不能化气或气虚不能生津，津气两虚，兼见神疲气短、头昏、肢软、大便不畅或便溏者：加太子参、山药。

【特别说明】

本方其一为胃阴亏虚而设，但组方用药并不是只用甘寒养阴之品，而是酸甘配伍，冀酸得甘助而化阴，此乃本方妙处之一也。其二，肝胃同治。肝为风木，胃阴燥土，胃阴亏虚，肝易乘虚而入，克伐胃土，胃阴愈伤。乌梅、白芍柔肝敛肝，玫瑰花、生麦芽疏肝理气，安抚风木，不敢犯土。其三，阴虚者络易滞，故于滋阴药中伍入玫瑰花、丹参和血畅血，有瘀能化，无瘀防生，寓"治未病"之意。

消化性溃疡、出血

肝胃百合汤

【配方】

百合15克，丹参15克，柴胡10克，川楝10克，乌药10克，郁金10克，黄芩10克。

【主治】

消化性溃疡、慢性胃炎、十二指肠球炎及胃神经官能症等属肝胃不和、肝郁气滞血瘀、肝胃郁热者。

【用法用量】

每日1剂，水煎服，分早晚2次服。

【方解】

1. 本病的发生、发展，气滞为其重要的病机之一，故取性平之柴胡，微凉之郁金，性寒之川楝，微温之乌药，以疏肝解郁，理气和胃；

2. 乌药虽温，但不刚不燥，能顺气降逆，舒畅胸膈之逆气，与苦寒性降之川楝为伍，相互抑其弊而扬其长，于气阴无损也；

3. 方取丹参饮而不用檀香、砂仁；选"小柴胡汤"而去法夏；取"颠倒木金散"而不用木香，盖檀香、砂仁、法夏、木香均属辛温香燥之品，虽能收到暂时止痛之效，但久用则症状反而加重，对治疗本病不利；

4. 久病入络，气滞血瘀，络损血伤，故用丹参、郁金以活血通络，祛瘀生新；

5. 气郁久之化火，血瘀久之生热，本方又取黄芩以清解肝胃之热，久病致虚，当以补之，但温补则滞胃，滋腻之药又碍脾，故重用百合、丹参清轻平补之品，以益气调中，生血，养胃阴；

6. 本方在归经上，或入脾胃，或走肝经。合而为之，不燥不腻，能取得多方协调、标本兼顾、疏理调补、相配得当的作用，不但缓解病情较快，而且宜于久服，从而达到根治的目的。

【加减】

1. 口燥咽干、大便干结、舌红少津、脉弦数者：加生地、栝楼，或加沙参、麦冬；

2. 神疲气短者：加太子参、白术；

3. 上腹痛有定处而拒按、舌质滞暗或见瘀斑者：加桃仁；

4. 便秘者：加火麻仁或栝楼仁；

5. 腹痛而见黑便者：加生蒲黄。

脘腹蠲痛汤

【配方】

蒲公英20克，白芍12克，延胡索9克，制香附9克，生甘草9克，川楝子9克，沉香曲9克，海螵蛸9克，乌药6克。

【主治】

凡急、慢性胃炎，消化性溃疡，胃神经官能症、慢性肠炎、慢性胆囊炎、胆石症、慢性胰腺炎、内脏自主神经功能紊乱等病引起的脘腹疼痛或连及胁肋，属肝脾（胃）气血不调者，均可服用。

【用法用量】

水煎服，每日1剂。或将上药研末为散，开水吞服。

【方解】

1.从临床上看，许多脘腹痛都是寒热错杂的。本方既有性偏寒凉的川楝子、蒲公英，又有属于温性的沉香曲、乌药，寒温并用而专理气血，因而适应面较为广泛；蒲公英为清热解毒佳品，余以为此药味甘性寒，除用于乳痈及疮疡之外，用以治胃，常能起养护之作用，故凡脘痛偏于热者，可加大剂量至30克，每获良效；

2."肝苦急，急食甘以缓之"，故方中入白芍、生甘草，酸甘化阴，缓急止痛，与理气之品相伍，既疏肝气，又缓肝急，一散一收，相辅相成，切中治肝要旨，故取效甚佳；

3.除首选治"心痛欲死"的延胡索外，并辅以降气行气止痛的乌药、制香附、沉香曲。

4.海螵蛸收敛止血，制酸止痛。

【加减】

1.脘腹疼痛并有泛酸呕吐者：可酌加姜半夏、吴茱萸；

2.噫嗳气多者：加越鞠丸（包煎）。

【特别说明】

本方名曰"脘腹蠲痛汤"，旨在止痛，验之临床确收良效。但药多香燥，易伤阴耗气，故应中病即止，不可久服。

健中调胃汤

【配方】

党参15克，海螵蛸15克，降香10克，白术10克，公丁香6克，姜半夏6克，炙甘草6克，陈皮6克。

【主治】

消化性溃疡、慢性胃炎，症见胃痛、嘈杂、泛酸、空腹尤甚，得食稍减，喜暖喜按，噫气矢气，舌质淡红，苔白滑，大便或溏或燥，脉象沉细或弦，中医辨证属于脾气偏寒夹饮者。

【用法用量】

1.先将药物用冷水浸泡20分钟，浸透后煎煮；

2.首煎沸后文火煎30分钟，二煎沸后文火煎20分钟；

3. 煎好后两煎混匀，总量以 200 毫升为宜，每日服 1 剂，早晚分服，饭前或饭后两小时温服；

4. 视病情连服 3 剂或 6 剂停药 1 天，待病情稳定或治愈后停药；

5. 服药过程中，停服其他中西药物。

【方解】

1. 公丁香温中降逆；

2. 姜半夏、陈皮理气化痰，降逆和胃；

3. 炙甘草和中缓急；

4. 降香化瘀止血；

5. 党参、白术益气健中，调补脾胃；

6. 海螵蛸制酸愈疡；

7. 共奏健中调胃、愈疡止痛之功。对脾胃虚弱，气滞停饮，偏虚偏寒之胃痛、嘈杂、泛酸诸症有良好效果。

【加减】

1. 胃中冷痛较重者：加荜澄茄、良姜；

2. 泛吐清水，或胃有振水音者：加生姜、茯苓、三七粉（另冲服）；

3. 脘腹胀满，噫气矢气多者：加香橼皮、佛手。

【特别说明】

本方系由《外科发挥》六君子汤加减组成。

胃结石

通腑散结汤

【配方】

枳实 15 克，厚朴 15 克，鸡内金 15 克，大黄 12 克，三棱 12 克，莪术 12 克，半夏 9 克，芒硝 9 克。

【主治】

胃结石。

【用法用量】

上药混合后加水煎成汤剂。每日 1 剂，分 2 次口服，直至痊愈。

【方解】

1. 枳实功在破气消积，化痰除痞；

2. 厚朴苦辛而温，性燥苦散，功能燥湿散满以运脾，行气导滞而除胀；

3. 鸡内金能促进胃腺分泌，消食积的作用较强；

4. 大黄泻下通便，清除积滞；

5. 三棱、莪术有破血祛瘀、消积止痛之效；

6. 半夏散结降逆，燥湿化痰，故

为脾、胃两经的要药；

7. 芒硝具有润燥通便而泻实热的作用；

8. 全方合用，相互协作，共奏破气消积、祛瘀散痞之功效。

【加减】

1. 伴有泛酸、嘈杂者：加吴茱萸、川黄连、海螵蛸；

2. 伴嗳气、纳呆者：加莱菔子、槟榔；

3. 伴恶心呕吐者：加生姜、竹茹；

4. 年老体弱者：加党参、白术。

【特别说明】

胃结石是食入过量山柿、山楂等酸涩之品与酒食互结，壅积于胃而形成结石的一种疾病。该病易发于素体脾胃虚弱，运化无力，或嗜饮酒茶，湿热蓄积于胃者，属于中医学的"食积"或"果积"之范畴。治宜行瘀，消积，除痞。

【禁忌】

治疗期间忌生冷辛辣之物，多饮开水。

胃、十二指肠溃疡

复方枳实汤

【配方】

枳实40克，白及30克，厚朴10克，呋喃唑酮（痢特灵）0.3克。

【主治】

胃、十二指肠溃疡。

【用法用量】

1. 将前3味中药混合煎成汤剂；

2. 中药汤剂每日1剂，分2次空腹口服；

3. 呋喃唑酮（痢特灵片）每次0.1克，每日3次，口服。

【方解】

1. 枳实破结气而逐停水；

2. 白及甘、苦、寒、凉，对结核杆菌有抑菌作用；

3. 厚朴苦温燥湿；

4. 全方合用，共奏燥湿散满、行气止痛、消炎护膜之功效。

【禁忌】

1. 治疗期间忌食生冷、辛辣、酸及不易消化之物；

2. 做到情志舒畅，劳逸结合。

胃痛方

【配方】

煅瓦楞子 12 克，紫苏梗 12 克，甘松 9 克，香附 9 克，炙刺猬皮 9 克，白芍 9 克，高良姜 4.5 克，吴茱萸 4.5 克，黄连 1.5 克，金橘饼 3 个。

【主治】

胃、十二指肠溃疡。

【用法用量】

1. 上方加水煎 2 次，将 2 次煎汁混合待用；

2. 每日 1 剂，分早、晚 2 次空腹口服。

【方解】

1. 高良姜、香附温中散寒，理气止痛；

2. 煅瓦楞子、甘松镇痛制酸；

3. 炙刺猬皮敛湿止血，通络止痛；

4. 黄连、吴茱萸、白芍和胃降逆，益阴泻热；

5. 紫苏梗、金橘饼疏肝理气，益脾开胃；

6. 全方虽以攻邪为主，但攻中寓补，散中有收，是以因证施用，屡见效应，为治疗消化性溃疡的有效良方。

【加减】

1. 呕血者：加伏龙肝；

2. 外寒诱发者：易紫苏梗为紫苏叶，夹食加谷芽、麦芽；

3. 郁怒痛剧或兼胁痛者：加郁金、青皮；

4. 泛呕痰者：加清半夏、陈皮；

5. 便血者：加炮姜；

6. 热重者：减吴茱萸，重用黄连；

7. 体倦纳差者：加党参、白术。

【禁忌】

治疗期间要劳逸结合，忌用生冷、酸、辣、硬等食物。

慢性肠炎

乌梅败酱方

【配方】

茯苓 15 克，乌梅 12~15 克，炒白芍 12~15 克，败酱草 12 克，葛根 12 克，太子参 12 克，当归 10 克，炒枳实 10 克，炒白术 10 克，木香 9 克，炙甘草 6 克，黄连 4.5~6 克。

【主治】

慢性非特异性结肠炎。长期腹泻，大便黏滞或带脓血，腹痛坠胀，或里急后重，脘腹痞闷，纳少乏力，面色黄白，舌质暗滞，苔腻，脉弦缓滑。

【用法用量】

1. 水煎服，每日 1 剂，分 2 次服；

2. 乌梅用 50％醋浸一宿，去核打烂，和余药按原方比例配匀，烘干研末装入胶囊；

3. 每服生药 15 克，每日 2~3 次，空腹温开水送下。

【方解】

1. 茯苓、炒白术、太子参、炙甘草四君健脾益气，使脾健而行其运化水湿之职，不止泻而泻止；

2. 当归养血和血；

3. 炒白芍、乌梅柔肝，缓急止痛，乌梅擅涩肠止泻；

4. 木香、黄连擅治泻痢；

5. 炒枳实抑肝理气；

6. 败酱草辛、苦、微寒，功擅解毒排脓；

7. 葛根升阳止泻；

8. 诸药合用，共奏健脾、抑肝、清热、利湿之功。

【加减】

1. 胃脘痞闷、舌苔白腻、湿阻气滞者：酌加薏米、白蔻；

2. 大便脓血、口苦急躁、舌红苔黄腻、脉弦滑、热盛邪实者：减太子参、白术等健脾益气药，加秦皮、大黄炭、白头翁、炒榔片等清肠导滞之品。

【特别说明】

慢性非特异性结肠炎缠绵难愈，易于复发，临床治疗颇为棘手。其病理，既有湿毒滞肠的一面，又有久病入络脾虚的一面。故治疗既应扶正，又当祛邪。本方即为扶正祛邪并施的代表方剂，故用于临床多获效验。

清理肠道汤

【配方】

生薏苡仁 30 克，冬瓜子 30 克，马齿苋 30 克，败酱草 30 克，赤白芍 15 克，粉丹皮 12 克，桃仁 12 克，小条芩 12 克。

【主治】

湿热停渍大肠而引起的大便次频，中带粘垢，便后有不尽感，或见肛门下坠、疼痛等证，在现代医学多认为系结肠炎或结肠溃疡。

【用法用量】

1. 先将诸药浸泡在清水中，水须没药渣 3 厘米左右；

2. 约半小时后，以文火煎煮，沸后再煎 10 分钟，倒取药汁约 100 毫升，温服；

3. 第二次煎药时，用水可较头煎略少，因药渣已经湿透，其余煎煮同前；

4. 服药时间宜与吃饭隔 1 小时以上，饭前饭后均可。

【方解】

1. 本方系脱胎于"芍药汤""大黄牡丹皮汤"，去除其中的因泻下而增添病人痛苦的大黄、芒硝等药；

2. 通过"肺与大肠相表里"的基础理论，选择一些既治肺又治大肠的药物，如小条芩、桃仁、生薏苡仁、冬瓜子等，既使大肠积垢之腑实证与脾虚水泻有所区分，又与便脓血的痢疾划清界限；

3. 增加消炎、解毒的败酱草、马齿苋等药，着眼于大肠的炎症；

4. 本方把民间治痢疾、消大肠炎症的马齿苋用进正方，为治疗本病增加了疗效。

【加减】

1. 热象明显者：加川黄连，以清热燥湿消炎；

2. 病延日久者：加肉桂，以厚肠化湿；

3. 下腹胀满者：加炒莱菔子，以下气宽膨；

4. 后重甚者：加槟榔、广木香，以导滞行气。

【特别说明】

便垢不爽，病在大肠。大肠乃六腑之一，以通为顺，不利于藏，且肠垢乃湿浊所成，留于肠内有碍传导，清除出肠则利于降浊，本方用开利肺肠之品，其意在消肿消炎解毒，而无致痛致泻之弊。故较之枳实导滞、木香导滞诸方，均为兴利除弊之作。

姜莲养肠汤

【配方】

旱莲草 20 克，当归 10 克，毛姜 10 克，白术 10 克，阿胶 10 克，木香 6 克，防风 6 克，黄连 6 克，炙甘草 6 克，干姜 3 克。

【主治】

慢性腹泻（慢性结肠炎等）。症见腹泻经久反复不已，大便溏薄，每日 2 次，夹赤白黏液，腹痛隐绵，按之不减，形体消瘦，四末不温，神疲倦怠，纳谷不馨，脘腹不适，口干粘或苦；不甚喜饮，舌质淡红或暗红，多细裂纹，苔薄白微腻，脉虚濡或细弦略数。

【用法用量】

1. 每日 1 剂，头煎 2 煎药液合并约 400 毫升，早晚 2 次空腹分服，其中阿胶应另炖烊化，分 2 次兑入药液中；

2. 症状缓解取得疗效后，可以上方剂量比例，研末（阿胶烊化）为丸，每服 10 克，每日 2 次空腹吞服，以资巩固，以 2~6 个月为宜。

【方解】

1. 干姜、白术、炙甘草温中健脾益气，合补肾温阳，暖土止泻之毛姜温补脾肾，煦养肠腑；毛姜、当归尚能活血行血，与行气止痛之木香为伍，可使郁滞日久之肠腔脉络流畅，气血通运；

2. 阿胶、旱莲、当归滋阴清热养血，其中阿胶必不可少，杨士瀛尝谓"阿胶乃大肠之要药，有热毒留滞者，则能疏导，无热毒留滞者，则能平安"，阴精耗伤之慢性腹泻，非此无以滋填厚肠，如斯阴阳燮理，益气养血，虚损肠腑始有补益之望；更佐风中润药之防风，升散调运于胃肠间，使补而不滞，滋而不腻，结者能散，郁者能达，醒脾悦胃，活泼气血，若此气血两调，寒温并投，壅遏之客邪可消；

3. 黄连清热泻火，燥湿厚肠，与辛热之干姜同用，久结之寒热可得清散，内困之湿浊方能于苦辛通降中消化。

【加减】

1. 阴虚偏甚、泻下量多者：加乌梅；

2. 湿热偏盛者：加马齿苋。

【特别说明】

慢性腹泻，病因复杂。因其经久不已，阴阳亏虚，精血不足自不待言；气血郁滞，寒热湿浊壅遏不化更为常见。肠腑既失气阳阴精之温煦滋养，又遭内蕴结邪之侵扰，彼此互为因果，虚实两极分化，传导失职，变化不及，腹痛便泻有增无减。

本方为多年治疗慢性结肠炎之效方，从大量病历反复验证筛选中得出。凡慢性腹泻属上述机理者，投之无不奏效。然效方之效全在紧扣病机，"随证化裁，如只按图索骥。胶柱鼓瑟，效方未必即效也。"临床运用应掌握其辨证要点：以病程久远，形体消瘦，面容憔悴，腹痛隐顿，按之不减，畏寒肢冷，唇红口干，不甚喜饮，便泻鹜溏为主症。

久泻断下汤

【配方】

炙椿皮 9 克，炙米壳 9 克，土茯苓 9 克，炒干姜 6 克，川黄连 6 克，石榴皮 4.6 克，防风 4 克，元胡 4 克，广木香 4 克。

【主治】

久泻久痢之湿热郁结、虚实交错症（过敏性结肠炎、慢性非特异性结肠炎）。症见长期溏便，杂有脓液，或形似痢疾，先便黏液脓血，继下粪便，左下腹痛，或兼见里急后重，时轻时重。

【用法用量】

1. 用清水浸过药面（约350毫升），煎至 150 毫升，滤出药液；

2. 渣再用水 250 毫升，煎至 100 毫升；

3. 滤出药液合一处，搅匀，分两份，先服一份，另一份间隔 6 小时服；

4. 也可加大剂量改作散剂或丸剂，丸剂每服 9 克，散剂每服 6 克，每日服 2 次，勿在铜铁器中煎、捣。

【方解】

1. 以椿皮、土茯苓、黄连燥湿清热治病因；

2. 以干姜之辛热配黄连之苦寒，解肠之寒热郁结；

3. 乌梅、米壳敛肠止泻以固其本；

4. 复以木香、元胡理气活血，防风胜湿升清，共复其用；

5. 诸药相合，则湿热清，郁结解，溃疡愈，肠气和而功能复，是治疗久泻、久痢的通用效方。

【加减】

1. 便下黏液量少而后重甚者：去米壳加槟榔，以降泄肠中气滞；

2. 大便溏、量多有热感者：加薏苡仁，以利湿健脾止泻；

3. 日久气虚肢倦乏力者：加党参。

第三章　神经及精神性疾病

偏头痛

散偏汤

【配方】

川芎 30 克，生白芍 15 克，白芥子 10 克，制香附 6 克，柴胡 3 克，郁李仁 3 克，生甘草 3 克，白芷 1.5 克。

【主治】

偏头痛。

【用法用量】

1. 上药混合加水煎成汤剂，过滤去渣，待用；

2. 每日 1 剂，分 2 次口服。

【方解】

1. 生白芍性味苦、酸、微寒，能养血柔肝，敛阴抑肝，与生甘草配伍可育阴缓急止痛，还可制约川芎之辛烈；

2. 川芎辛燥，味薄气雄，辛香行散，温通血脉，疏达气血，上行头目，下行血海，能行血中之气，祛血中之风，既能活血祛瘀，补血生新，又能升清阳，行气开郁，是血中之气药，故为治疗头痛之圣药，用量宜重，可用 30 克，有利无弊；

3. 郁李仁与白芍配伍，有制约辛香走散太烈的作用；

4. 柴胡疏肝理气，调和气机；

5. 白芷用于阳明经头痛，与柴胡同用升清引药入少阳、阳明，使辛窜之性直达病所；

6. 诸药合用，可疏散肝胆之郁气，达到气血流通而痛止之功效。

【禁忌】

本方久用伤气血阴分，故不宜久服。

当归蜈蚣散

【配方】

川芎 40 克，当归 10 克，蜈蚣 3 克。

【主治】

偏头痛、神经血管性头痛、三叉神经痛、脑震荡后遗症所致的头痛。

【用法用量】

1. 将 3 味中药共研为细末，装瓶备用；

2. 每次 6 克，每日早、晚各 1 次，温水冲服，3 个月为 1 个疗程。

【方解】

1. 当归性温味甘，具有补血活血、

祛瘀止痛之效；当归所含的挥发油有明显的镇静作用，所含的蔗糖和维生素 B_{12} 等有营养神经、肌肉的作用；

2. 川芎行气活血以止痛，且含有阿魏酸、挥发油状生物碱、内酯及酚性成分，均可解除平滑肌痉挛，有明显的镇静作用，对大脑有明显的抑制效应；

3. 蜈蚣性温味辛，功在祛风、镇痉、解毒；蜈蚣含 2 种类似蜂毒的有毒成分，即组胺样物质及溶血蛋白质，故本品不仅具有抗惊厥作用，更能促进人体的新陈代谢；

4. 三者合用，互相协调，增进了止痛效果。

【禁忌】

治疗期间忌烟戒酒，保持精神舒畅，情志条达。

头风

南星乌头散

【配方】

天南星 10 克，川乌 10 克。

【主治】

头风病，证见顽固性头痛。

【用法用量】

1. 将 2 味药研成细末（即成散剂），装瓶备用；

2. 将上述散剂用葱汁调涂太阳穴，每日 1 次，10 次为 1 个疗程。

【方解】

1. 天南星性热，有解痉止痛的作用，对血管痉挛所致的头痛效果甚好；

2. 川乌头辛热，不但可治风寒湿痹，亦可治头风头痛，半身不遂；

3. 上述 2 味药均有止痛效果，联合应用作用更强；

4. 葱汁具有渗透挥发作用，将南星乌头散调涂太阳穴，兼有穴位和药物治疗的双重效果。

【特别说明】

顽固性头痛属中医“头风”之范畴。本证由外感或内伤所致，分类甚广。

头痛可出现在多种急慢性疾病之中，为临床上常见的自觉症状，病情简繁不一，医患需谨慎重视。临床上常遇到的头痛多见于感染性发热性疾病、神经官能症、高血压、颅内疾病、血管神经所致的偏头痛等。

【禁忌】

天南星、川乌均有大毒，故不宜内服。

头风煎

【配方】

生石膏30克，白芍15克，旋覆花（包）10克，生赭石（捣）10克，当归10克，川芎10克，生地黄10克，木瓜10克，香附10克，甘草10克。

【主治】

顽固性头痛。

【用法用量】

1.上药混合，加水煎汁，过滤去渣，待用。

2.每日1剂，分早、晚2次口服。

【方解】

1.当归、川芎辛温走窜，养中有通；

2.旋覆花等宣散外邪，清中有散；旋覆花又能化经络中的顽痰，如血瘀疼痛者加藕节、红花以通脉消瘀；

3.香附配四物汤，取其芳香走窜以调气和血；

4.方以四物汤为主，养其阴血，使阴血得养，肝气得和，加入木瓜能调和肝胃缓急而止痛，和肝而不伤正，调胃而不伤脾，与白芍、甘草合用，可酸甘化阴以止痛；

5.生石膏为清热之品，凡白苔或黄苔者均可使用；

6.旋覆花、生赭石可平降冲气，同时亦可配珍珠母、生石决明潜镇之，或佐以川牛膝以下引之。

【禁忌】

治疗期间忌烟、酒及辛辣之物。

血管、神经性头痛

加味散偏汤

【配方】

川芎30克，白芍15克，香附9克，白芷9克，蔓荆子9克，柴胡9克，白芥子6克，郁李仁6克，细辛3克。

【主治】

风寒、血瘀或痰瘀交加为患所致

之血管、神经性头痛。症见头痛时作时止，或左或右，或前或后，或全头痛，或痛在一点。多因感寒冒风，或气郁不畅所诱发。发则疼痛剧烈，或掣及眉梢，如有牵引；甚或目不能开，头不能举，且头皮麻木，甚或肿胀，畏风寒，有的虽在盛夏，亦以棉帛裹头；痛剧则如刀割锥刺而难忍，甚至以头冲墙，痛不欲生。

【用法用量】

1. 上药加入清水 500 毫升，浸泡 30 分钟后，文火煎煮 2 次，每次半小时；

2. 滤汁混匀，每日早晚饭后服；

3. 痛剧者可日服 1 剂半，分 3 次服下。

【方解】

1. 本方根据清朝陈士铎《辨证录》中散偏汤，经加味更量而成；

2. 白芷、细辛、蔓荆子辛散上行，祛风散寒，加强川芎疏散之力，兼有调气之妙，用为辅药；

3. 川芎味辛性温，祛风散寒止痛，且又辛香走窜，可上通于巅顶，下达于气海，祛瘀通络，用为主药；

4. 白芍敛阴而防辛散太过，又有缓急止痛之长，皆用为佐药；

5. 白芥子引药深入，直达病所，兼有通窍蠲痰之功；

6. 柴胡引药入于少阳，且可载药升浮，直达头面；

7. 使以甘草，缓解急迫，调和诸药；

8. 各药相合，疏散风寒之中兼有通络祛瘀之长，疏达气血之内又寓祛痰通窍之力。且发中有收，通中有敛，相互为用，各展其长；

9. 柴胡、白芍、香附兼可疏肝解郁；

10. 白芍、甘草善缓急止痛，对感寒冒风而发者能疗，对气郁不畅而致者也有效，即使是久治不愈、邪入窍之顽疾，同样有痛止病愈之奇功。

【加减】

1. 血管扩张性头痛者：宜加贯众；

2. 因感受风寒而发者：可加荆芥、防风；

3. 兼有高血压者：可加怀牛膝、桑寄生；

4. 阴血亏虚者：可加生地、当归；

5. 拘挛掣痛者：酌加胆南星、僵蚕、全蝎；

6. 疼痛剧烈者：可加羌活、元胡；

7. 兼有内热者：可加知母、丹皮等。

【特别说明】

方中川芎祛风散寒化瘀，集三任于一身，恰中病机，量（至30克）大力猛，止痛迅速，为方中之君药。若取常量（9~15克）则效差矣。

【禁忌】

另外，尽管方中有白芍等养阴之品，然总嫌辛燥，故于阴虚者不宜。

养血平肝汤

【配方】

首乌藤30克，旋覆花10克，香附10克，当归10克，生赭石10克，生石膏10克，生地10克，川芎10克，木瓜10克，杭菊花10克，杭白芍10克，甘草10克。

【主治】

久治不愈的顽固性头痛，包括神经性头痛、脑震荡后遗症等疾患。

【用法用量】

每日1剂，水煎分两次服。

【方解】

1. 方中加入生石膏旨在有热可清，无热可平可降，与四物汤配伍相辅相成；

2. 佐以酸涩而温的木瓜以调和肝脾，且与白芍、甘草同伍，酸甘化阴，育阴缓急止痛；

3. 以补血而又活血的四物汤为主，取旋覆代赭汤的主药旋覆花、代赭石以平肝、降逆、疏气、化痰；

4. 另遣香附行气解郁；

5. 配川芎气血双调；

6. 用首乌藤以养阴安神；

7. 菊花清肝平肝，共奏养血平肝、活血化痰之效；

【加减】

1. 若腰膝酸软：加川断、枸杞子、牛膝补肾气；

2. 血脉壅滞明显而见刺痛者：加红花，通血脉消瘀滞；

3. 面红目赤昏花等肝火较旺者：加钩藤，配合杭菊、旋覆花，以清利头目；

4. 属肝气上冲之头痛头晕者：加珍珠母、生石决明以镇潜之；

5. 阴虚明显见五心烦热口干者：加北沙参、石斛，以滋养阴液。

【特别说明】

顽固性头痛，多以头痛时作时止，缠绵日久，经过各种治疗收效不大而名之。其病机是虚、滞、痰、瘀。本方养血平肝，散风止痛，标本兼施，颇为平和，为治顽固性头痛之良方。

通络头风汤

【配方】

川芎 10~30 克，当归 10~20 克，细辛 5 克，蜈蚣 2 条。

【主治】

血管、神经性头痛，三叉神经痛，良性颅内压增高症等病。临床表现为剧烈的偏正头痛，甚则泛恶呕吐，用止痛药或麻醉剂难以止痛，舌偏淡紫，舌下络脉多呈淡紫而长，脉弦或涩，妇女常在经期前发作。中医辨证属于风痰血瘀阻滞清窍络脉所致之偏正头痛顽症。

【用法用量】

1. 先将药物用冷水浸泡 15 分钟，浸透后煎煮；

2. 首煎沸后文火煎 30 分钟，二煎沸后文火煎 20 分钟；

3. 煮好后两煎混匀，量以 200 毫升为宜，每日服 1~2 剂，早晚分服或 6 小时 1 次；

4. 宜在头痛发作时服药，效果更好；

5. 患感冒时不宜服此药；

6. 服此汤剂，一般不需用其止痛剂。

【方解】

1. 川芎活血行气，祛风止痛；

2. 当归性温，有补血活血、祛瘀止痛之效；

3. 细辛善祛风散寒、通窍止痛，为治风寒、头痛之良药；

4. 蜈蚣性温味辛，具有息风镇痉、攻毒散结、通络止痛之功能。

【加减】

1. 头痛如锥如刺如灼者：加僵蚕、生石膏、蜈蚣研末冲服；

2. 头部冷痛者：加白芷；

3. 头部热痛者：加甘菊、苍耳子；

4. 三叉神经痛者：加白芷、生白芍、白芥子；

5. 妇女经期头痛者：当归量大于川芎；

6. 后头痛者：加羌活；

7. 前头痛者：加白芷；

8. 偏头痛者：加柴胡；

9. 巅顶痛者：加藁本。

【特别说明】

本方药少量大力专，对寒瘀头痛有确效。因方中药物多辛香燥烈，故阴虚血亏者不宜用之。

感染性多发性神经炎

花蛇三七酒

【配方】

枸杞子 12 克，三七 10 克，红人参 10 克，木瓜 10 克，羌活 8 克，独活 8 克，嫩桂枝 3 克，金钱白花蛇 1 条。

【主治】

多发性神经炎。

【用法用量】

1. 先将白花蛇用米酒浸软，取下竹支架；

2. 与方中诸药一起放入干净玻璃瓶内；

3. 倒入米酒 1000 毫升，将瓶口盖严，泡 10 日后即成花蛇三七酒；

4. 每日 3 次，每次 1 小酒杯，可酌量加减。

【方解】

1. 红人参性味甘平，具有大补元气、健脾养神之功，现代药理研究证明，人参能缩短神经反射的潜伏期，加快神经冲动的传导，增强条件反射的强度；

2. 木瓜有舒筋活络、祛湿疗痹之效；

3. 枸杞子有补肾益精的作用；

4. 独活有祛风胜湿、通痹止痛之能；

5. 金钱白花蛇性温味甘咸，具有祛风通络、透骨搜风的作用，金钱白花蛇提取物有镇静、镇痛的作用，并能直接扩张血管而降血压；

6. 嫩桂枝辛温，能温通经脉，通阳化气；

7. 三七性温，味甘、微苦，功在活血化瘀；

8. 羌活为祛风解表、除湿止痛之品；

9.米酒有通经和血、疏通百脉的效果。

【禁忌】

治疗期间避免受风寒。

消炎治痿煎

【配方】

薏苡仁30克，藿香20克，泽泻15克，金银花15克，木通10克，茯苓10克，怀牛膝10克，车前子10克，苍术10克，黄柏6克，法半夏5克。

【主治】

感染性多发性神经炎。

【用法用量】

1.上药加水文火煎2次，将2次药汁混合，待用；

2.每日1剂，分2次口服。

【方解】

1.金银花味甘性寒，气味芳香，既可清透疏表，又能解血分热毒，金银花在试管内对金黄色葡萄球菌、伤寒杆菌、溶血性链球菌、痢疾杆菌、肺炎双球菌、白喉杆菌、人型结核杆菌均有抑制作用；

2.茯苓性味甘平，为利水渗湿、健脾和中之品；

3.黄柏清热燥湿，泻火解毒；

4.怀牛膝有活血祛瘀、通经、补肝肾、强筋骨之效；

5.苍术苦温性燥，辛香发散，有燥湿健脾、祛风除湿之功用；

6.车前子、薏苡仁、泽泻均为利水渗湿之常用药；

7.藿香具有化温和中、解暑发表之力；

8.木通性寒味苦，功在降火利水泻热；

9.法半夏有良好的降逆止呕功效，亦有燥湿化痰、消痞散结的作用。

【加减】

1.不呕者：去法半夏；

2.后期舌质红、苔少、口渴者：去法半夏，加玄参、麦冬；

3.肢体疼痛甚者：加海风藤、延胡索；

4.大便干燥者：加大黄（后下）。

【特别说明】

感染性多发性神经炎也称末梢神经炎，常见病因有感染、毒物、化学品、药物等中毒，也可由营养缺乏和代谢障碍、结缔组织疾病等引起，临床表现为四肢对称性肌无力、感觉障碍、肢体发凉等，属于中医学"痿病"范畴。治宜以清热利湿为则。

全方合用，共奏清热燥湿、健脾益气、补肝肾、强筋骨之效用。

【禁忌】

本证多属虚证，故禁用风药发散，以免"虚虚"之弊。治疗期间可配合针刺理疗等，效果更佳。

归芪通络汤

【配方】

黄芪 30 克，鸡血藤 30 克，桑枝 30 克，生白芍 20 克，川牛膝 15 克，川木瓜 15 克，炒白术 15 克，当归 10 克，桂枝 10 克，党参 10 克，细辛 3 克。

【主治】

多发性神经炎。

【用法用量】

1. 每剂药 2 煎后将药渣再加水 2000 毫升，煎取药汁 1500 毫升，兑入白酒或黄酒 50 毫升熏洗患肢；

2. 每日 1 剂，内服外洗，15 剂为 1 个疗程。

【方解】

1. 桂枝、细辛温经散寒；

2. 党参、黄芪、白术健脾补中，以助后天生化之源；

3. 桑枝、木瓜、牛膝活血通络；

4. 当归、白芍滋养阴血；

5. 诸药合用，可使脾气健，气血充，经脉畅，肢体荣，则病可愈。

【加减】

1. 疼痛者：加川草乌；

2. 病在上肢者：重用桑枝；

3. 病在下肢者：重用川牛膝；

4. 四末发凉甚者：加炮附子；

5. 肢体困重者：加薏苡仁。

【禁忌】

治疗期间忌服酸性食物。

癫痫

止痉除痫散

【配方】

生龙骨60克，生赭石60克，降香60克，钩藤60克，生牡蛎60克，寒水石45克，紫石英45克，生石膏45克，赤石脂45克，滑石粉45克，白石脂45克，桂枝15克，大黄15克，甘草15克，干姜15克。

【主治】

癫痫，对各种痫症有效。

【用法用量】

1. 研为极细末，成人每次服5克，每日2~3次；

2. 小儿3岁以内可服0.5~1克，5~10岁可酌加至2克；

3. 须连服1~3个月，不可间断。

【方解】

1. 龙骨入心、肾、大肠、肝经，能涩肠益肾，安魂定惊；

2. 寒水石由结晶性碳酸钙而成，泻热降火；

3. 紫石英重镇润心补肝；

4. 石膏泻胃热；

5. 牡蛎涩肠补肾；

6. 滑石利窍解肌；

7. 赤白石脂重镇收涩；

8. 赭石生用养血气，入肝与心包二经，治血分之病；

9. 降香为香木类，有芳香健胃之功，可防止矿物药伤及胃气；

10. 桂枝解肌调营卫；

11. 钩藤熄风定痉；

12. 干姜通脉回阳；

13. 大黄走而不守，荡涤肠腑，使药排出体外；

14. 甘草和诸药而解百毒；

15. 纵观全方，质重镇逆，入脏腑及经络，故可止痉除痫，久服方能生效，切不可间断，若因获效而停药，则易复发。

【特别说明】

痫症俗名羊痫风，发作时大多尖叫一声，突然不省人事，或吐白沫，四肢及躯干强直或扭曲。病因多系五脏为病，肝风内动，痰浊中阻，而旁及阴阳维跷督诸经。《内经》云："二阴急为痫厥。"其症常猝然昏仆，1~2分钟或稍长即苏醒，医生多不及见，而无法区分属何种痫症，内属何脏。成人每因惊恐或气恼而得，儿童患此症则得自先天。虽无生命危险，但终身不能摆脱。发作间隔长短不定，尚少根治方法。

根据肝、肺、心、脾、肾五脏为病，旁及阴阳维跷督诸经，牵涉甚广，治须兼顾。

【禁忌】

本方多金石之品，故镇痉止搐力胜，对癫痫发作有抑制作用。然"石药发癫"，易损心智，故小儿患者应中病即止不可久用。

癫痫散

【配方】

海浮石30克，青礞石30克，陈皮15克，法半夏15克，郁金12克，茯苓12克，胆南星12克，全蝎12克，枳实10克，生远志10克，石菖蒲10克，沉香6克，朱砂6克，蜈蚣3条。

【主治】

癫痫。

【用法用量】

1. 诸药共为细末，装瓶备用；

2. 成人每次服6~10克，每日3次，小儿酌减，2个月为1个疗程；

3. 若癫痫发作频繁者，散剂可改为汤剂服用；

4. 或散剂量加大，每次服10克，每6小时服1次；

5. 待症状缓解后，仍按原剂量继续服用。

【方解】

1. 本方以朱砂镇心安神为君；

2. 海浮石能先升后降，与青礞石相伍，不仅以其质重坠而降气，而且能化胸中之顽痰；

3. 沉香、枳实降逆调中，使痰随气下；

4. 胆南星清热化痰；

5. 石菖蒲、生远志、郁金豁痰开窍醒神；

6. 陈皮、法半夏理气化痰，与健脾渗湿之茯苓相伍更能相得益彰，以绝生

痰之源,同时又防镇坠之石类药物伤胃;

7. 全蝎、蜈蚣息风止痉;

8. 诸药相伍,共奏镇心安神、豁痰开窍、息风止痉之功;肝肾脾胃并调,标本兼顾,故治疗癫痫疗效显著。

【禁忌】

服药期间不能中断或漏服,并注意不宜过劳。

红蓖麻根煎鸡蛋

【配方】

红蓖麻根 60 克,黑醋适量,鸡蛋 1 枚或 2 枚。

【主治】

原发性癫痫。

【用法用量】

1. 先将鸡蛋破壳煮熟;

2. 再加黑醋、蓖麻根熬煮鸡蛋;

3. 煮透后取鸡蛋待用;

4. 每日 1 个,连服数日。

【方解】

1. 蓖麻根味淡微温,有镇静解痉、祛风散瘀的作用,功专治破伤风、癫痫之疾;

2. 黑醋味酸、苦,性温,无毒,

具有收敛固涩之功,亦有散水气、杀邪毒、理诸药之效;

3. 鸡蛋性味甘平,无毒,可除热火灼烂、疮,解痉,有镇心、安五脏、止惊等功效;

4. 三者合用,共奏镇静安神、祛瘀散结、止惊治痫之效用。

【禁忌】

治疗期间忌食猪头肉、羊肉之类,少用脑。

治癫宝丹

【配方】

天竺黄 30 克,郁金 25 克,玳瑁 20 克,天麻 15 克,胆南星 15 克,天虫 15 克,白芍 5 克,清半夏 10 克,全蝎 10 克,真沉香 10 克,琥珀 5 克,西红花 5 克,蜈蚣 5 条,牛黄 1.5 克,麝香 0.3 克,动物脑(猪或羊)一具,白花蛇头 3 具。

【主治】

适用于癫痫经常发作,头晕,发则四肢抽搐,口吐涎沫。甚则神呆,舌红苔薄白,脉沉弦。

【用法用量】

共研细末,每服 5 克,每日 2 次

温水送服。

【特别说明】

疑难病症，常药难以取效；非虫药毒剂难以胜任。本方重用虫类药，故验之临床颇收良效。然虫药走窜，易伤正气，故不宜久用。

中风、半身不遂

乌附星香汤

【配方】

木香 10 克，制川乌 10 克，制南星 10 克，制白附子 10 克。

【主治】

面瘫，面痛，中风偏瘫，痹证等。

【用法用量】

1. 水煎服，每日 3 次，饭后服；

2. 制白附子、制川乌、制南星应先煎 1 小时，待药液不麻口后再加其他药物煎 10 分钟即可。

【方解】

1. 制川乌、制白附子、制南星都是辛温之品，有祛风通络、散寒、止痛、燥温化痰的作用；

2. 木香以助理气通经；

3. 四药配伍，相得益彰，并可以此方作基础，随症加减。

【加减】

1. 筋脉痉挛抽搐者：加僵蚕、全蝎、蝉衣、蜈蚣以熄风止痉；

2. 有瘀血阻滞者：加赤芍、红花、丹皮、桃仁以活血祛瘀；

3. 有热者：加黄芩、银花、连翘、黄连等以清热；

4. 有气虚者：加黄芪、白术、潞党参等以益气；

5. 头昏眩晕者：加菊花、钩藤、草决明、桑叶以清利头目；

6. 血虚者：加白芍、生地、当归、川芎、四物汤以养血祛风；

7. 大便秘结者：加郁李仁、酒军、蜂蜜、火麻仁等以润肠通便。

【禁忌】

本方多燥烈，对寒痰瘀血痹阻经络者有卓效。然燥烈之剂多伤正气，故对体质虚弱者不宜之。

通脉舒络汤

【配方】

黄芪30克，山楂30克，丹参30克，红花10克，地龙15克，川牛膝15克，川芎10克，桂枝6克。

【主治】

中风、痹证等偏于气虚血瘀者。

【用法用量】

常规煎服。

【方解】

1. 本方由清朝王清任之补阳还五汤加减而成；

2. 川牛膝味苦重于甘，攻破之力甚强，非但可活血通络，祛瘀止痛，变可引血下行，走而能补；

3. 川芎为血中之气药，其性辛香走窜，可温通脉络，活血行气，祛风止痛，走而不守，既能下行头目，又可外彻皮毛，旁达四肢，更可通行诸脉；

4. 红花活血散瘀行滞之力甚强，二者相得益彰，各司臣职；

5. 黄芪为补气要药，健脾益肺，益气通络，配合诸活血之品，其行气、补气活血之功能更甚，乃方中君药；

6. 丹参功似"四物"，善活血凉血；

7. 桂枝则可温经行瘀，通阳化气，以上四者相伍，可佐君臣，增其活血祛瘀止痛之效；

8. 地龙咸寒走窜，络剔邪，畅通血气，熄风止痉；

9. 山楂入血分，不但消食化积之功甚强，且其活血散瘀消肿之力亦佳，可消解诸药之腻，健脾和胃；

10. 该方能补能攻，能上能下，且寒温之品并施，以防辛温走窜之品伤及阴血，共奏益气活血、通脉舒络、排滞荡邪之功。

【加减】

1. 纳呆胸闷、舌苔白腻、湿浊明显者：加苡仁、白术、茯苓，或藿香、佩兰；

2. 语言障碍、吞服困难者：原方去桂枝，加胆南星、郁金；

3. 头痛甚者：去桂枝、红花，加菊花、僵蚕；

4. 眩晕明显，若系肝阳上亢者：

去黄芪、桂枝、川芎,加珍珠母(先煎)、茺蔚子;

5.意识、语言障碍明显,属气郁或痰湿内阻者:加茯苓、郁金、菖蒲、法半夏;

6.呕吐者:加竹茹、姜半夏;

7.便秘、口臭者:加大黄(后下);

8.抽搐者:去桂枝,加僵蚕、钩藤子。

【特别说明】

方中山楂的运用颇有新意,值得玩味。盖中风患者多肠厚脂高,本品既可薄肠又可化脂,且能活血,尚能防黄芪壅补之弊。一药四功,确为善用药者。

镇肝降逆汤

【配方】

赭石 30~45 克,旋覆花 10 克,柿蒂 10 克,甘草 10 克,半夏 10 克,沉香 3 克。

【主治】

中风病之呃逆。

【用法用量】

1.将上药加水煎成汤剂,过滤,待用;

2.呃逆发生后 2 日内用药;

3.每日 1 剂,分 2 次口服。

【方解】

1.半夏降逆止呕,燥湿化痰;

2.赭石镇逆平肝;

3.甘草补脾胃不足而益中气,且调和诸药;

4.旋覆花降气消痰;

5.柿蒂一味为治呃逆之要药,配以沉香温中降逆。

【特别说明】

中医学认为,呃逆是以气逆上冲,喉间呃呃连声,声短而频,令人不能自主为主症。胃中寒、胃火上炎、气机郁滞、脾肾阳虚、胃阴不足均可引起呃逆。而中风病所致呃逆,其病机为肝风内动,横逆犯胃,胃失和降而致呃逆发作。本方适用于中风病之呃逆,辨证为阴虚阳亢型及痰湿型者。如不能经口服者,可采用鼻饲法。

诸药合用,共奏镇肝降逆之功效。

缺血性中风

芪甲通脉汤

【配方】

生黄芪 30~90 克，丹参 30~60 克，桑枝 15~30 克，豨莶草 15~30 克，怀牛膝 15~30 克，穿山甲（代）15~30 克，全蝎 6~12 克。

【主治】

缺血性中风（亦称中风或脑血栓形成）。

【用法用量】

1. 上药混合加水煎成汤剂；

2. 每日 1 剂，口服。10 日为 1 个疗程；

3. 神志不清者灌服或鼻饲安宫牛黄丸。

【方解】

1. 桑枝、豨莶草祛风通络，善去头面上肢之风；

2. 生黄芪益气养血行血；

3. 丹参活血祛瘀；

4. 怀牛膝有活血行瘀、引血下行之功效。

5. 穿山甲（代）、全蝎性善走窜，搜风剔络，活血通经；

6. 全方共奏补虚行血、化瘀导滞、搜风通络之效。

【加减】

1. 喉中痰鸣者：加鲜竹沥膏；

2. 头痛剧烈、项强者：加泽泻、葛根；

3. 有表证者：加秦艽、防风。

元神丹

【配方】

人参 15 克，黄芪 15 克，丹参 15 克，龟甲 15 克，穿山甲（代）15 克，何首乌 12 克，鹿角胶 12 克，杜仲 12 克，山茱萸 12 克，蜈蚣 12 克，枸杞子 12 克，熟地黄 12 克，菟丝子 12 克，红花 12 克，石菖蒲 12 克，巴戟天 12 克，远志 12 克，三七 12 克，水蛭 12 克。

【主治】

中风引起的脑萎缩。

【用法用量】

1. 将上药混合研成粉末，制成药

丸，每丸 3.5 克；

2. 早、晚饭后各服 1 丸，温开水送服。

【方解】

1. 龟甲、鹿角胶为血肉有情之品，补肾中真阴真阳，培固根源，化气生血，滋肾填精，充养精髓；

2. 何首乌、山茱萸、熟地黄、枸杞子益髓填精，以滋肾阴；

3. 菟丝子、巴戟天、杜仲益肾填精以助肾阳；

4. 石菖蒲、远志豁痰开窍；

5. 黄芪、人参、丹参益气养血，补益肾气；

6. 水蛭、红花、穿山甲（代）、蜈蚣化瘀通络。

【特别说明】

脑萎缩为不同原因引起的脑退行性病变和脑的发育不全，病理检查可见大脑皮质萎缩，脑重量减轻，脑室扩大，脑回变平，脑沟增宽，头部磁共振或 CT 检查可见病变的脑组织软化或萎缩。中医学将其分为肾精亏损、瘀阻脑络、肾精亏损兼瘀阻脑络三大类型，并认为肾虚髓海不足为本虚，瘀血痰浊犯脑则为标象。

故治疗脑萎缩的法则以补肾填精、通调气血、化瘀豁痰为治。

诸药相合，则气血旺，痰浊消，神明复，元神得充而病遂除。

【禁忌】

1. 风湿性心脏病、孕妇、帕金森病（震颤麻痹病）、痉挛性疾病禁用本方；

2. 心房颤动，胃、十二指肠溃疡者慎用；

3. 服药后 2 小时内忌生冷食物。

参芪芎术汤

【配方】

自力参 6 克，炙黄芪 30 克，酒川芎 10 克，莪术 15 克。

【主治】

缺血性中风。

【用法用量】

1. 加水煎成汤剂，每日 1 剂，15 剂为 1 个疗程；

2. 根据病情轻重，一般服 1~3 个疗程，血压过高时加服复方降压片。

【方解】

1. 人参益气固本，人参能抗疲劳，

促进肾上腺、性腺功能，增强免疫力，对消除中风病人气短乏力、精神萎靡、腰膝酸软、增加体力、下床活动很有帮助；

2.黄芪为补气要药，以黄芪为主治疗脑血栓屡见报道，血压偏高、阴虚阳亢型病人服用黄芪量可酌减，并与潜镇药配伍；

3.川芎、莪术行气活血祛瘀，符合"治风先治血，血行风自灭"之旨，川芎可增加脑血流量，改善微循环，对动脉内皮细胞有保护作用；莪术有良好的抗血栓形成作用；

4.四药合用，可使气旺血行，瘀去新生，血活络通。

【加减】

1.痰湿阻络者：加法半夏、炒白术；

2.阴虚者：加生地黄、玄参；

3.痰热者：加生大黄粉（冲服）；

4.阳亢风扰者：加珍珠母、天麻；

5.血虚者：加全当归、熟地黄；

6.肾虚精亏者：加制何首乌、蒸山茱萸。

【禁忌】

服药期间可配合针灸、功能锻炼，以利康复。

通脉汤

【配方】

蒺藜 15 克，柴胡 15 克，赤芍 15 克，白芍 15 克，佛手 12 克，枳实 10 克，天麻 10 克，川芎 10 克，地龙 10 克，当归 10 克，桃仁 6 克，红花 6 克。

【主治】

缺血性脑梗死（亦称中风）。

【用法用量】

1.上药加水煎成汤剂，每日 1 剂，分 2 次口服；

2.15 日为 1 个疗程，连服 1 至 2 个疗程。

【方解】

1.本方中用地龙有直接作用脊髓以上的中枢神经系统或通过某些内脏感受器反射影响中枢神经系统引起内脏血管扩张而使血压下降的作用，功在解痉通络；

2.蒺藜平降肝阳，疏肝解郁；

3.白芍养血平肝；

4.柴胡疏肝解郁，升阳举陷；

5. 佛手和中理气，醒脾开胃；

6. 赤芍凉血活血；

7. 枳实破气消积，泻痰除痞；

8. 川芎活血祛瘀，行气止痛；

9. 天麻平肝息风；当归活血补血；

10. 桃仁、红花活血化瘀；

11. 诸药合用，共奏活血化瘀、行气通络、祛风解痹之功效。

【加减】

1. 瘀血者：重加土鳖虫 10 克；

2. 高血压者：加夏枯草 15~30 克；

3. 高血脂者：加生山楂 15 克，决明子 15 克；

4. 痰湿者：重加胆南星 10 克，陈皮 10 克；

5. 瘫痪肢体下肢者：重加川牛膝 15 克；

6. 瘫痪肢体上肢者：重加桑枝 10 克；

7. 大便秘结：加大黄 6~10 克。

【禁忌】

治疗期间避免精神激动，加强心理护理。

自主神经功能紊乱

安神达郁汤

【配方】

炒枣仁 30 克，龙牡 20 克，合欢花 15 克，炒栀子 15 克，郁金 12 克，炒白芍 12 克，夏枯草 10 克，川芎 10 克，柴胡 10 克，佛手柑 10 克，甘草 6 克。

【主治】

郁证（胃肠神经官能症，自主神经功能紊乱，精神抑郁症）久治不愈者。

【用法用量】

1. 水煎 300 毫升，早晚分服，每日 1 剂；

2. 服上药 1~2 剂有效时，停药 2~3 日；

3. 再服 2 剂，再停，再服，不要连服，1 个月为 1 个疗程。

【方解】

1. 本方系柴胡疏肝散加减而成；

2. 郁金、佛手柑、炒白芍、川芎、柴胡疏肝理气，调和气血为主药；

3. 炒栀子、夏枯草清心平肝，清泄郁火；

4. 炒枣仁、龙牡、欢花等宁心安神。

【加减】

1. 舌尖红、心烦重者：加黄连10克；

2. 胃气上逆有痰者：加半夏10克。

潜阳宁神汤

【配方】

夜交藤30克，生赭石（研）30克，生牡蛎25克，熟枣仁20克，生龙骨20克，生地黄20克，玄参20克，柏子仁20克，茯苓15克，远志15克，川连10克。

【主治】

自主神经功能紊乱，证见心烦为寐，惊悸怔忡，口舌干燥，头晕耳鸣，手足烦热，舌红苔薄，脉象滑或弦数。

【用法用量】

水煎服。每日1剂。

【方解】

1. 用生地黄、玄参滋阴潜阳，更用生牡蛎、生龙骨、生赭石以潜镇阳气，使阳入于阴；

2. 然此病日久，思虑过度，暗耗心阴，故再用柏子仁、熟枣仁、远志、夜交藤养心安神。

【加减】

1. 情怀抑郁、烦躁易怒者：可加合欢花15克，柴胡15克，以解郁安神；

2. 阴亏甚，舌红少苔或无苔者：可加百合20克，麦冬15克，五味子10克；

3. 兼大便秘者：多为胃家郁热，所谓"胃不和则卧不安"，可加小翅大黄，以泻热和胃。

【特别说明】

《内经》谓："卫气不得入于阴。常留于阳则阳气满，阳气满则阳跷盛，不得入于阴则阴气虚，故目不瞑。"临证观察不寐多由五志过极、心阴暗耗、心刚亢奋所致。

不寐一病临床颇为多见，病机亦错综复杂，有心脾两虚者，有胆郁痰扰者，亦有胃气不和者等。临床上尤以阴虚阳亢、心肾不交者居多，往往缠绵难愈，难以奏效。

久不得寐，热必耗伤心阴，使心阳更亢，复不得入于阴，又不成寐。潜阳宁神汤即是基此而立方。临床施用，要有方有守，循序渐进。待阴气得充，亢阳得平，卧寐必宁矣。

百麦安神饮

【配方】

淮小麦 30 克，百合 30 克，夜交藤 15 克，莲肉 15 克，大枣 10 克，甘草 6 克。

【主治】

神经衰弱，神经官能症，以神志不宁，心烦急躁，悲伤欲哭，失眠多梦，善惊易恐，心悸气短，多汗，时欲太息，舌淡红或嫩红，脉细弱或细数无力为主症，中医辨证属心阴不足，虚热内扰，或气阴两虚，心神失养者。

【用法用量】

上药以冷水浸泡 30 分钟，加水 500 毫升，煮沸 20 分钟，滤汁，存入暖瓶内，不计次数，作饮料服用。

【方解】

1.本方合《金匮要略》甘麦大枣汤与百合汤之义，再加莲肉、夜交藤；

2.甘草、淮小麦、大枣益心脾之气；

3.百合、莲肉、大枣养血和营；

4.百合微寒之性清内蕴之虚热；

5.莲肉、夜交藤、百合、大枣、淮小麦诸药均有安神定志的作用；

6.诸药合用，共奏养心阴、益心气、清虚热、缓诸急、安神定志之功。

【加减】

1.兼气郁者：加合欢花；

2.兼痰浊者：加竹茹、生姜。

【特别说明】

神经衰弱及神经官能症的发生，主要因思虑过度，心阴暗耗；或久病不愈，阴血耗伤；或劳心伤脾，气血两亏，致使心失所养，心神不安，其病变部位主要在心，不时涉及肺、脾、肝三脏。本症不是脏腑形体的实质病变，而属其功能失常，临床以虚多邪少者多见，且一般病程较长，故治疗上不能急于求成。如因其虚而用重剂滋补，不但药过病所，且或引起诸如胸闷脘痞、腹胀纳呆等不良反应；如因其有邪而攻之，亦会进一步损伤正气，加重病情。所以必须从虚多邪少，功能失常这一点着眼，缓缓为之，以清淡、轻灵、活泼、流动之品，斡旋其枢机，调整其功能，补虚而不助邪，祛邪而不伤正。

帕金森病（震颤麻痹病）

复方养血息风汤

【配方】

白芍 16 克，钩藤 16 克，枸杞子 12 克，生地黄 12 克，白附子 12 克，当归 12 克，山茱萸 10 克，全蝎、鹿角胶（烊化）8 克，甘草 6 克，蜈蚣 1 条（焙干研末冲服）。

【主治】

帕金森病（震颤麻痹病）。

【用法用量】

1. 加水煎成汤剂；

2. 隔日 1 剂，饮服；

3. 同时用 95% 的乙醇 1000 毫升，盛在密闭的容器中，浸泡鸭蛋 5 枚或 6 枚，浸泡 48 小时后备用；

4. 每日清晨取 1 枚鸡蛋打入开水中煮熟，空腹吃蛋喝汤；

5. 3 个月为 1 个疗程。

【方解】

1. 鹿角胶、生地黄、白芍、枸杞子、当归、山茱萸滋阴柔肝养血；

2. 蜈蚣、白附子、全蝎、钩藤息风止痉；

3. 乙醇泡鸭蛋，民间认为是治疗一切风证的要药，药达病所，故收效迅速。

【禁忌】

治疗期间忌食酸辣之品。

精神分裂症

疏郁安神方

【配方】

合欢花 30 克，珍珠母 30 克，龙骨 30 克，牡蛎 30 克，磁石 15~30 克，陈皮 13 克，香附 13 克，枳壳 13 克，郁金 10~30 克，远志 10 克，石菖蒲 10 克，柴胡 10 克，木香 6 克，琥珀（冲）3~6 克。

【主治】

精神分裂症（亦称郁病）。

【用法用量】

每日 1 剂，分 2 次口服。

【方解】

1.本方以木香、郁金疏肝气而理郁结；

2.配陈皮、枳壳、香附、柴胡顺气和中，使气机畅达；

3.加合欢花、远志、石菖蒲、琥珀解郁安神，使心神归舍则魂自有居；

4.合牡蛎、珍珠母、龙骨、磁石重镇以克刚，使元阳平而魂归肝，心阳潜而神自宁。

【加减】

1.舌绛者：加玄参；

2.眩晕重者：加白芍；

3.呕吐者：加竹茹；

4.悲哭多者：加小麦、百合；

5.痰火盛、苔黄腻者：加胆南星；

6.肢麻或窜痛者：加鸡血藤、乌药。

【禁忌】

治疗期间避免受意外的精神刺激，忌食辛辣之品。

康复灵

【配方】

生石膏200克，青礞石60克，龙骨50克，生大黄40克（后下），龙胆30克，鸡血藤30克，钩藤20克，黄连10克，法半夏10克，石菖蒲6克，琥珀末2克。

【主治】

精神分裂症。

【用法用量】

1.上药加水煎成汤剂，共煎3次，将3次煎汁混合待用；

2.每日1剂，分3次口服，同时每日用氯丙嗪300毫克，或用相当剂量的氯氮平、氟哌啶醇、三氟拉嗪及奋乃静，6周为1个疗程。

【方解】

1.石菖蒲为芳香化湿浊之品，具有化痰宣壅、开窍通闭的功效；生石膏清热泻火，现代药理研究证明，石膏的水煎溶液内服后，经胃酸作用，变成可溶性钙盐，吸收入血后，对神经（包括体温调节中枢）及肌肉有抑制作用，并能减低血管渗透性，因而有解热、镇痉及消炎作用；

2.青礞石性烈而质重，功专镇坠，常用于顽痰癖结或积痰惊痫等；

3.黄连性寒，味甚苦，功在清热燥湿，泻火解毒；

4.琥珀镇惊安神，活血化瘀；

5.龙骨重镇安神，平降肝阳；

6.法半夏降逆止呕，燥湿化痰，消痞散结；

7.钩藤清热平肝，息风镇痉，钩藤是一种具有特殊中枢抑制作用的镇静药，能制止癫痫反应的发生；

8.生大黄攻积导滞，泻火凉血，行瘀通经；

9.鸡血藤为补血行血、舒筋活络之品；

10.龙胆善泻肝胆实火。

【特别说明】

精神分裂症属中医学"癫狂"范畴，其发病原因主要是情志所伤而引起，涉及肝、脾、心、肾四脏，多由思虑过度，积忧久郁，损及心脾，气滞津聚，结而成痰，痰气上逆，神志迷蒙，不能自主所致；亦因恼怒愤懑，不得宣泄，郁而化火，肝胆气逆，郁火乘胃，津液被熬，结为痰火，痰火上扰，心窍被蒙，神志逆乱而发。治宜镇心涤痰，理气解郁，泻肝清火，养心安神。

【禁忌】

服药期间忌酒、浓茶、烟、辣椒等。

安脏汤

【配方】

龙齿 30 克，珍珠母 30 克，生地黄 30 克，浮小麦 30 克，白芍 15 克，甘草 15 克，香附 10 克，栀子 10 克，法半夏 10 克，甘松 10 克，柴胡 10 克，竹茹 6 克，大枣 5 枚。

【主治】

精神分裂症。

【用法用量】

1.加水煎成汤剂，过滤，待用；

2.每日 1 剂，分 2 次口服。

【方解】

1.甘松、香附等疏肝理气，开郁醒脾，柴胡具有良好的疏肝解郁作用；

2.竹茹清热化痰，止呕；

3.甘草、浮小麦、大枣为治脏躁之专方；

4.法半夏温燥化湿，又能散结除逆，为脾、胃两经的要药；

5.生地黄、白芍等补血滋阴；

6.栀子清心热，泻肺火；

7.珍珠母、浮小麦、龙齿等镇心定惊。

【特别说明】

精神分裂症，中医学称之为"脏躁"。脏躁是以发作性无故哭笑无常，精神恍惚，烦躁失眠为特征的病症。本病的发生与病人体质因素有关。

中医学认为，由气郁化热，上扰心神所致。

【禁忌】

治疗期间禁忌吸烟饮酒，避免精神刺激。

癫狂梦醒汤

【配方】

桃仁 24 克，甘草 15 克，紫苏子 12 克，柴胡 9 克，陈皮 9 克，桑白皮 9 克，木通 9 克，赤芍 9 克，大腹皮 9 克，半夏 6 克，青皮 6 克，香附 6 克。

【主治】

精神病。

【用法用量】

1. 诸药混合加水煎成汤剂；

2. 每日 1 剂，分 2 次口服。

【方解】

1. 本方半夏、桑白皮、紫苏子、大腹皮降气消痰；

2. 重用桃仁配赤芍活血化瘀；

3. 木通清热利湿；

4. 倍用甘草缓急调药；

5. 用青皮、陈皮、香附、柴胡疏肝理气解郁。

【特别说明】

精神病在中医学中称作"癫狂"。本病主要由于情志所伤引起，亦有因肝郁气滞、血液瘀结、心神失养而成者。

本方治气血凝滞，痰气郁结，气、血、痰三者互结之癫狂病，颇相适宜。

诸药相伍，活其血，理其气，消其痰，痰消窍得通。

【禁忌】

妇人崩漏慎用。

栝楼泻心汤

【配方】

栝楼 30~60 克，白芍 15 克，栀子 15 克，枳实 15 克，郁金 12 克，竹沥 10 毫升（兑入），大黄 10 克，橘红 10 克，柴胡 10 克，菖蒲 10 克，制南星 10 克，姜半夏 10 克，黄连 6~10 克，甘草 3 克。

【主治】

精神分裂症，烦躁不安，多语善疑，或哭笑无常，夜不安寐，或尿黄便秘，舌红苔黄，脉弦数或滑数。

【用法用量】

每日1剂，水煎，分2次温服。

【方解】

1.柴胡、枳实疏肝解郁，二药升降相合，更加郁金、白芍，共理气机；

2.大黄苦寒降泻导痰火下行；

3.竹沥豁痰利窍，更以栀子、黄连直清心肝之火；

4.栝楼、制南星、姜半夏、橘红宽胸利气，化痰散结；

5.诸药合用，疏肝解郁，清心化痰，痰火一清，则心神自安。

【加减】

1.口渴喜饮者：加知母；

2.失眠重者：加朱砂研细冲服；

3.狂躁不安便秘者：加礞石。

【特别说明】

肝主疏泄而喜条达，心主神明而恶热。若所愿不遂忧郁恚怒，肝气郁滞，郁久化火，灼津生痰。

痰、气、火三相结，母病及子，扰乱心神，则精神失常，遂成是症。治当疏肝理气，清心泻火，涤痰开窍，安神定志。

本方系调治情志病的常用经验方，对恚怒郁结，或因高考落榜，或因恋爱失意等情志不遂的青年患者奏效甚捷，辅以心理启示，劝说开导，效果更佳。

神经衰弱

补脑汤

【配方】

制黄精30克，制玉竹30克，决明子9克，川芎3克。

【主治】

神经衰弱。

【用法用量】

上药加水煎成汤剂。每日1剂，分2次口服。10日为1个疗程。

【方解】

1.补脑汤中采用黄精、玉竹补中益气，养阴润肺，益胃生津；

2.配决明子、川芎通上达下，调

达气机，补脑益智。

【加减】

1. 经常失眠且多梦者：加酸枣仁、五味子；

2. 心悸怔忡者：加珍珠母；

3. 情绪易激动、烦躁者：加白芍、香附；

4. 健忘严重者：加远志、石菖蒲。

【特别说明】

神经衰弱是由于长期精神活动过度紧张，使大脑皮质的兴奋和抑制过程功能失调，使精神活动能力受影响。

主要临床特点是容易兴奋又迅速疲劳，并伴有各躯体和内脏器官不适感及睡眠障碍等症状。

中医学认为，该证属"脑力不足""头痛目眩""怔忡健忘"之范畴。治宜补气养血，养心安神，调理阴阳。

四味相合，共奏调阴阳、益气血、充脑髓、强精力之功效。

【禁忌】

治疗期间忌烟戒酒，劳逸结合，少房事。

下肢不宁综合征

宁静安腿神方

【配方】

黄芪60克，地龙15克，茯苓15克，赤芍12克，桃仁12克，川牛膝12克，红花12克，当归尾10克，川芎9克，桂枝6克，生甘草6克，蜈蚣1条。

【主治】

下肢不宁综合征。症状有肢体麻木，酸困胀痛，不自主抽搐，肢体萎软无力，功能障碍等。

【用法用量】

1. 上药混合，加水600毫升，浸泡30分钟，文火煎30分钟，取汁200毫升，待用；

2. 将上述药汁分2次温服，每日1剂，7日为1个疗程，配合针刺效果更佳。

【方解】

1. 本方重用黄芪大补脾胃之元气，使气旺以促血行，祛瘀而不伤正，并助诸药之力，为君药；

2. 当归尾活血，有祛瘀而不伤血之功，为臣药；

3. 赤芍、红花、川芎、桃仁活血祛瘀，地龙、川牛膝通经活络，均为佐使之品。

【禁忌】

治疗期间应注意休息、保暖，抬高患肢。

鸡鸣散

【配方】

木瓜 30 克，鸡血藤 30 克，牡蛎 30 克，槟榔 10 克，陈皮 10 克，紫苏叶 10 克，吴茱萸 6 克，桔梗 6 克，生姜 3 片。

【主治】

下肢不宁综合征。

【用法用量】

1. 上药加水煎成汤；

2. 每日 1 剂，下午 1 次服完。

【方解】

1. 本方妙在少佐吴茱萸，辛散可疏达肝气，以通气郁、痰郁、湿阻，味苦下行，合槟榔之力，以温经络之凝滞；更妙在一味桔梗，宣上焦肺气，通调百脉，与槟榔相伍，升清降浊，宣畅一身之气；

2. 木瓜为主药，取其性温入肝而舒筋活络，以缓解筋脉之拘急，温香入脾和胃，以通调肌腠之瘀滞；

3. 辅以槟榔，味苦质重而下行，可引诸药直达下肢，辛散温通，行气导滞，以助木瓜通络之力；

4. 陈皮健脾祛湿，且能行气；

5. 紫苏叶色赤气香，走上焦助桔梗以宣肺气，人中焦合陈皮以调脾胃之功能，达肌表可通络脉之瘀阻；

6. 以上诸药主在气分，故加入鸡血藤以增强补血活血、舒筋活络之力；

7. 牡蛎收敛养阴，可防诸药之燥性，镇静安神，以敛因病扰而涣散之心神。

【加减】

1. 气虚者：加黄芪、党参；

2. 脾虚者：加白术、茯苓；

3. 血虚者：加当归、白芍；

4. 血瘀者：加川牛膝、泽兰；

5. 肾虚者：加续断、桑寄生；

6. 有湿热之象者：减少吴茱萸用量，加入知母、黄柏。

【特别说明】

下肢不宁综合征，病因尚未明确，可发生于任何年龄，中老年人多见。

主要表现为夜间或休息时下肢膝至踝关节的酸、麻、胀、痛、发紧和虫爬、蚁行感等，常难以忍受，且难以准确形容。

从中医角度来看，本病主要表现为下肢肌肉筋脉的感觉异常，与肝、脾、肾关系密切。其致病原因多为风、寒、痰、湿、瘀诸邪客于经脉，致脉道不利，气血运行不畅；虚者多为肝、肾亏损，气血不足，鼓动无力，血涩而不利，肌肉筋脉失于濡养和温煦。

临床辨证属阴者多，属阳者少，故多交阴而作，于夜间发病。虽病因不同，但局部经气不利，血行不畅，局部肌肉筋脉失养，则为其共同的发病机制。因属于轻症，故多随平日阳气升而症状逐渐缓解。

组方诸药合力，开之、散之、泻之、收之，可使瘀滞祛，经气通，升降有序，血脉流畅，故病之可愈。

【禁忌】

治疗期间应休息、保暖，抬高患肢。

臀上皮神经炎

加味独活寄生汤

【配方】

桑寄生 15 克，杜仲 15 克，牛膝 15 克，秦艽 15 克，茯苓 15 克，细辛 3 克，防风 10 克，川芎 10 克，独活 9 克，当归 6 克，干地黄 6 克，芍药 6 克，肉桂 6 克，人参 6 克，甘草 6 克。

【主治】

臀上皮神经炎。

【用法用量】

以水 2500 毫升，煮取 750 毫升，分 3 次口服。

【方解】

1. 地黄、川芎、当归、芍药养血活血；

2. 防风、秦艽祛风胜湿；

3. 细辛辛温发散，驱寒止痛；

4. 肉桂温里祛寒，通利血脉；

5. 独活长于祛下焦风寒湿邪，蠲痹止痛；

6. 茯苓、人参、甘草补气健脾，扶助正气；

7. 牛膝、桑寄生、杜仲补益肝肾，强壮筋骨。

【特别说明】

臀上皮神经是指腰 1、2、3 神经根后支组成的皮支，穿过骶脊肌，向下越过髂嵴，穿出臀筋膜分布到臀上部位。本病多见于女性，因女性骨盆环大，髂嵴高而锐利，神经越过髂嵴时易招损伤。

腰部突然的不协调扭转、伸展或侧弯为常见原因。

治宜祛风湿、止痹痛、益肝肾、补气血。

全方共奏祛风湿、止痹痛、益肝肾、补气血之效。

本方宜早期服用。如疼痛难以解除时建议予轻柔揉捻手法，在条索状物上以较重的弹拨法横行弹拨；病久劳损型条索状物难以缓解时，建议局部封闭治疗。

慢性疲劳综合征

理虚解郁方

【配方】

黄芪 30 克，葛根 30 克，党参 15 克，景天三七 15 克，淫羊藿 10 克，郁金 10 克，石菖蒲 10 克，丹参 10 克。

【主治】

慢性疲劳综合征。

【用法用量】

1. 上药水煎，每日 1 剂，分早晚 2 次服用；

2. 每周复诊，连续服药 3 个月。

【方解】

1. 景天三七有养血安神、止血散瘀之功；

2. 葛根升阳解肌，清热养阴，增加脑和冠状动脉血流量，改善脑微循环；

3. 丹参有养血化瘀、改善心脏免疫及抗肿瘤作用；

4. 黄芪、淫羊藿补气益阳、振奋阳气，改善气虚乏力、神疲体倦、腰膝酸软症状，两药均有调节机体免疫功能的作用；

5. 石菖蒲、郁金开窍提神，疏肝解郁。

【特别说明】

慢性疲劳综合征也称慢性疲劳和免疫功能异常综合征，是指健康人不明原因地长时间出现全身倦怠感，卧床休息后不能缓解，患病症状持续6个月以上，导致工作、学习和社会活动能力明显下降。有的还伴有低热、咽喉疼痛、头痛、肌肉痛、抑郁、失眠或嗜睡、注意力不集中等症状，或伴有淋巴结肿大。

中医学认为，慢性疲劳综合征的基本病机为气血亏虚、诸邪内生，涉及肝、脾、肾三脏的功能失调，故治疗上宜注重补益气血、调畅气机、平衡阴阳，以达标本同治之功。

全方合用，共奏补中益气、养血安神之功，治疗健忘，心胸烦闷，气滞血瘀胸胁腹诸痛。

第四章　肛肠及泌尿系统疾病

脱肛

甲鱼头合补中益气丸

【配方】

甲鱼头 1~2 个，麻油适量。

【主治】

脱肛。

【用法用量】

1. 甲鱼头 1~2 个，焙干，研细末，备用；

2. 用上药加麻油调敷肛门，每日 2 次，使用 7 日；

3. 再服补中益气丸，每日 2 次，每次 5 克，吞服 1 周。

【方解】

1. 甲鱼头益肾收涩，直达病所；

2. 辅以补中益气丸益气升提，肾气充，中气足，脱肛自愈。

【特别说明】

脱肛又称直肠脱垂，即直肠壁部分或全层脱出于肛门外。此病原因颇多，如长期用力过重，长期腹泻，长期大便秘结或痔漏等疾患均可导致脱肛。治疗时应当找出原因，先治本病。

【禁忌】

服药期间需休息，忌食辛辣之品，保持大便通畅。

升肛洗剂

【配方】

老枣树皮 6 克，石榴皮 6 克，白矾 4.5 克。

【主治】

脱肛。

【用法用量】

1. 将上药加水煎至 800 毫升，待温用；

2. 每日 1 剂，用脱脂棉球蘸药水洗脱出部分，每日 2~3 次。

【方解】

老枣树、白矾、石榴皮三味均为涩肠止泻、收敛提肛之品，外洗患处，使药直达病所。

【特别说明】

脱肛之疾多因病人体质瘦弱，中气下陷，致肛提肌松弛，直肠脱出。治宜补中益气，外治以收敛涩肠为则。在治疗上，仍需结合治疗原发病。同时注意加强营养，多方配合，可加速疗效。

肛裂

裂痛宁

【配方】

白及10克，薄荷10克，黄柏15克，黄芪15克，锌氧膏（氧化锌膏）15克。

【主治】

肛裂（亦称钩肠痔、裂痔）。

【用法用量】

将白及、薄荷、黄柏、黄芪4种药共研细末后连同锌氧膏（氧化锌膏）放凡士林油中搅拌，配成30%软膏，冬季可适量加入香油。用裂痛宁外涂裂口，每日2次。

【方解】

1. 黄柏苦寒，清热解毒，燥湿敛疮，现代药理研究证明，其具广谱抗菌之效，可控制局部感染；

2. 黄芪含糖类、黏液质、胆碱、甜菜碱、数种氨基酸等，具有扩张血管，改善皮肤血液循环及营养作用，用其托毒生肌，活血养血，促使裂口愈合；

3. 薄荷叶含挥发油，外用能麻痹神经末梢，可消炎、止痛、止痒，并有清凉之感；

4. 白及收敛止血，消肿生肌，有良好的局部止血作用，并能促进创面肉芽生长及愈合；

5. 微量元素锌能缩短创口愈合时间，消除皮肤炎症。

【禁忌】

在治疗期间及愈后，病人应长期保持大便畅通，肛门清洁，避免饮食辛辣之品。

老年人习惯性便秘

通便地黄汤

【配方】

生地黄 50 克，熟地黄 50 克，肉苁蓉 30 克，火麻仁（打）20 克，黄芪 20 克，枳壳 15 克。

【主治】

老年慢性便秘。

【用法用量】

水煎成汤剂，每日 1 剂，分早、晚 2 次口服，10 日为 1 个疗程。

【方解】

1. 火麻仁润肠通便。火麻仁含脂肪油，内服至肠中遇碱性肠液后产生脂肪酸，能刺激肠壁，有缓泻作用；

2. 肉苁蓉、地黄、黄芪补气益肾，养阴润燥，地黄主要成分中含有甘露醇；

3. 枳壳行气消积；

4. 全方共奏滋阴、补气、益肾、润下通便之功效。

【加减】

1. 血虚者：加当归；

2. 气虚者：加党参；

3. 肾虚者：加黄精。

【特别说明】

治疗期间嘱病人每日坚持适当运动，饮食粗细搭配，定时去卫生间等。

老人便秘方

【配方】

黄芪 30 克，厚朴 3~10 克，威灵仙 20 克，当归 20 克，白芍 20 克，酥仁 20 克，银花 20 克，肉苁蓉 20 克，酒大黄 3~10 克。（以上用量可根据病情稍事加减）

【主治】

老弱虚便秘。

【用法用量】

水煎服，每日 1 剂，酒大黄不后下，此方可连服，俟大便调顺再停药。

【方解】

1. 此方以黄芪之补气，归芍之养血，麻仁、肉苁蓉之润燥以治本，以其本虚也，且皆于通便有利；

2. 厚朴行气，酒大黄缓降，不后

下免其致泻伤中等弊，方从"青麟丸"等方化裁而来；

3. 威灵仙通气利脏腑以治标，佐以银花清脏腑之热而不伤正；威灵仙"宣通五脏，去腹内冷滞，心腹痰水"，故胸腹不利、痰水气滞、脏腑不通之证皆有良效，并非只是散风祛湿之品，此方用之亦具襄赞之功。

【加减】

1. 大便数日不下、燥热明显者：可加元明粉冲服，得便下即止，不可过量；

2. 大便连日得畅者：可减免酒大黄；

3. 气虚重者：加党参；

4. 腹胀重者：加木香；

5. 腰腿酸软者：加杜仲、牛膝。

【特别说明】

老人便秘与一般习惯性便秘不同，因为年事既高，多有阴虚血燥、气虚不运等基本问题，同时难免燥热气滞等夹杂其中。所以单纯润肠药往往作用不大，而承气等泻法又易引起正气愈虚等问题。此方特点：一为重用黄芪以健运中气；二为大黄不后下免其致泻，并可连续服用以缓调其六腑功能；三为威灵仙可以自胸腹至下腹通闭解结，三焦俱畅达，虽有痰水气滞等亦均得以疏导而解。

尿路感染

朱氏地榆汤

【配方】

半枝莲 30 克，蛇舌草 30 克，板蓝根 30 克，生地榆 30 克，生槐角 30 克，白槿花 15 克，飞滑石 15 克，生甘草 6 克。

【主治】

急性泌尿系感染。本方对孕妇及胎儿均无副作用，给孕妇尿路感染提供了安全有效的方药。

【用法用量】

水煎服，每日 1 剂。

【方解】

1. 半枝莲、蛇舌草、飞滑石、甘草清利湿热；

2. 生地榆清热、凉血、化瘀，又

能利小便，为治急慢性尿路感染之妙品；

3. 板蓝根清热解毒；

4. 生槐活血化瘀；

5. 白槿花活血凉血；

6. 诸药合用，共奏清热利湿、凉血、通淋之功。

加味八正散

【配方】

柴胡 30 克，滑石 15 克（包），黄柏 15 克，木通 9 克，车前子 9 克（包），瞿麦 9 克，椎子 9 克，大黄 9 克，甘草梢 9 克，五味子 9 克，萹蓄 9 克。

【主治】

泌尿系感染属湿热者。症见小便时阴中涩痛，或见寒热，尿黄赤而频，舌红苔黄，脉数。

【用法用量】

每日 1 剂，水煎 2 次，分服。

【方解】

1. 大黄清热解毒，排大便利小便，又能凉血活血；

2. 五味子养阴顾胃；

3. 柴胡入肝经，善治尿路感染；

4. 本通、瞿麦、椎子、车前子、萹蓄、甘草梢、滑石清利湿热；

5. 黄柏入下焦，坚阴利湿；

6. 诸药合用，共奏利尿通淋之功。

【加减】

痛甚者：加琥珀术 3 克，另吞。

化瘀止血汤

【配方】

生地 30 克，怀牛膝 15 克，赤芍 15 克，白芍 15 克，东北人参（另煎先入）15 克，天麦冬 15 克，玄参 15 克，桃仁 10 克，红花 10 克，枳壳 10 克，川芎 10 克，五味子 10 克，柴胡 10 克。

【主治】

慢性尿路感染，尿血属气虚失摄者。

【用法用量】

水煎服，每日 1 剂。

【方解】

1. 玄参、赤白芍、生地凉血止血；

2. 东北人参大补元气，使气旺统血有权；

3. 天麦冬、怀牛膝、五味子滋补肝肾之阴，使活血不伤阴；

4. 川芎、桃仁、红花活血化瘀；

5. 柴胡、枳壳调畅气机；

6. 诸药合用，共奏益气、化瘀、止血之功。

尿崩、尿失禁

尿失禁汤

【配方】

黄芪30克，煅牡蛎30克，白术15克，沙苑子15克，乌药15克，党参15克，附子15克，山茱萸10克，五味子10克，菟丝子10克，桑螵蛸10克，益智10克，升麻10克，甘草6克。

【主治】

压力性尿失禁。

【用法用量】

1. 上药加水煎汤，每剂煎2次，每次50分钟左右，过滤去渣；

2. 将2次药液混合浓缩成200毫升待用，每日1剂，将煎成的汤剂分早、晚2次口服。

【方解】

1. 本方采用白术、党参、黄芪补气健脾；

2. 沙苑子、山茱萸、桑螵蛸、五味子、菟丝子、附子补肾助阳，固肾缩尿；

3. 乌药温通散寒，以助膀胱气化；

4. 伍以牡蛎之收涩则可增强其固涩作用；

5. 升麻升清举陷，使气不下陷则膀胱不受压迫，气归正化，则约束之力亦复，而小便自止；

6. 益智温补脾肾，固精气，涩小便；

7. 甘草调和诸药。

【加减】

伴有头晕、腰痛无力者：加杜仲、枸杞子、巴戟天等。

【特别说明】

压力性尿失禁又称张力性尿失禁。压力性尿失禁是指当腹压突然增加时（如咳嗽时），尿液不自主地由尿道口流出的疾病，严重时也可出现小便完全失禁，属中医学的"小便不禁"范畴。临床上多见于经产妇及体弱多病之人。其病因病机主要为脾肺气虚，摄纳无权，治节失常，或下元虚冷，肾虚不固，膀胱失约以致小便失禁。以补气健脾、温肾固涩、缩尿止禁为治疗原则。

组方诸药相伍，共奏补气健脾、温肾固涩、缩尿止禁之效。俾肺脾之气健，清阳得升，统摄有权，则上可以制下，肾气复则气化如常，固涩有权，开阖有度则小便不禁自愈。

本方无明显不良反应。

乳糜尿

飞廉分清汤

【配方】

飞廉草 50 克，茯苓 15 克，萹蓄 10 克，菟丝子 10 克，石韦 10 克。

【主治】

乳糜尿。

【用法用量】

每日 1 剂，水煎服。10 剂为 1 个疗程。

【方解】

1. 萹蓄治五淋白浊，与飞廉草配合使用，可增强清热利湿之功，而治标实之证；

2. 菟丝子补肝肾，益精髓；

3. 飞廉草味苦性平，有清热利湿、凉血散瘀之功；

4. 石韦有清热利水通淋的作用；

5. 茯苓健脾渗湿，固其中土。

【加减】

1. 症见体倦乏力、纳谷减少、大便溏薄、舌淡红、苔薄腻、脉细弱者：加黄芪、党参、炒白术；

2. 尿中出现烂鱼肠样块状物，排尿困难，尿血量多而色紫者：加丹参、蒲黄炭、桃仁；

3. 若伴腰酸腰痛、头昏耳鸣、舌淡红、脉细数者：加女贞子、墨旱莲、杜仲、川续断；

4. 查见微丝蚴者：加枸橼酸乙胺嗪（海群生）配合治疗。

【特别说明】

中医学认为，乳糜尿的发生与湿热有关，或因感受湿热之邪，或因饮食不节，过食肥甘，脾失健运，酿湿生热，蕴结下焦，肾与膀胱气化失司，清浊不分,以致尿浑浊如米泔。正如《医学正传》所云:"夫便浊之证,因脾胃湿热之下流,渗之膀胱,故使便溲或白或赤而浑浊不清也。"如若热郁伤络,则见血尿。邪气内阻,气血不畅,瘀凝尿道,则尿中见有赤白凝块,病延日久,邪伤脾土,脾虚及肾而致脾肾两亏,摄纳无权,清浊下流之虚实夹杂证。故治宜清利湿热,健脾益肾。

组方诸药配伍,清中寓补,补中寓通,以收清利不伤正、补益不碍邪之功,可谓相得益彰。

【禁忌】

治疗期间及愈后需长期坚持清淡低脂饮食,加强运动,锻炼身体,增强机体免疫力,但须避免重体力劳动。

温肾通淋煎

【配方】

益智 15 克,乌药 15 克,石菖蒲 15 克,石莲子 15 克,猪苓 12 克,泽泻 12 克,白术 12 克,甘草 6 克。

【主治】

乳糜尿。

【用法用量】

上方加水煎成汤。每日 1 剂,早、晚 2 次分服。连服 5~10 剂为 1 个疗程。

【方解】

1. 乌药温肾缩尿之益智,化气通淋;

2. 石菖蒲通窍化浊;

3. 石莲子益精固涩;

4. 猪苓、泽泻利水渗湿;

5. 白术、甘草等配合应用,补脾燥湿,通中有涩,利湿而又能固肾气,涩中有通,治尿频而又能分清别浊。

【加减】

1. 口干苔黄、排尿不畅者:加滑石、黄柏、赤小豆、栀子;

2. 舌淡苔白、乏力者:加枸杞子、芡实、党参、黄芪;

3. 腰痛较重者:加杜仲、狗肾、桑寄生;

4. 血尿明显者:加藕节、蒲黄炭、白茅根。

【禁忌】

治疗期间忌食油腻及含高蛋白之品。

小便不通

金匮肾气丸加味

【配方】

山药30克,滑石30克,泽泻12克,茯苓12克,山茱萸12克,熟地黄10克,牡丹皮10克,桂枝10克,乌药10克,藿香10克,甘草10克,炮附子6克。

【主治】

小便不畅。

【用法用量】

水煎服,炮附子先煎。

【方解】

1. 金匮肾气丸的组方最能体现中医的阴阳学说,阴生阳长,达到阴平阳秘,滑石、藿香、生甘草三者相组,不温不燥,化湿于无形之中,去邪而不伤正。

2. 白术、白芍养肝和胃,木土和顺,则不适可消。

通下方

【配方】

葱白1根(约3寸),白胡椒7粒。

【主治】

小便不通(亦称癃闭)。

【用法用量】

1. 共捣烂如泥,备用;

2. 将上述药泥填敷脐上,盖以塑料薄膜、胶布固定;

3. 一般敷药3~4小时见效。

【方解】

1. 本方用葱白解表、通阳,临床亦可单味捣烂,敷于脐部,外用纱布衬垫,再用热水袋温熨,治膀胱气化失司引起的小便不通,以及寒凝腹痛等症;

2. 白胡椒为温中散寒之品;

3. 两味合用,共奏发汗解表、温中散寒之功效。

泌尿系结石

补肾化瘀通淋汤

【配方】

金钱草 30~60 克，茯苓 30 克，石韦 30 克，党参 15~30 克（或人参 4 克），石斛 15 克，赤芍 15 克，瞿麦 15 克，王不留行 15 克，冬葵子 15 克，郁金 15 克，黄芪 15 克，鸡内金 12 克，穿山甲（代）12 克，菟丝子 12 克，补骨脂 9 克。

【主治】

泌尿系结石（亦称石淋）。

【用法用量】

1. 将石斛、鸡内金、穿山甲（代）先煎；

2. 沸后 30 分钟入余药（金钱草除外）；

3. 文火煎沸后 30 分钟；再入金钱草煎煮 20 分钟，得药汁 300 毫升；

4. 渣复煎 45 分钟，再得药汁 300 毫升；

5. 两煎药汁合兑，分早、晚温服。

【方解】

1. 鸡内金、金钱草化石溶石；

2. 茯苓、瞿麦、石韦、冬葵子渗湿利尿；

3. 郁金、穿山甲（代）、赤芍、王不留行软坚化瘀；

4. 党参、菟丝子、黄芪、补骨脂益气补肾；

5. 全方共奏益气补肾、化瘀通淋之功。

【加减】

1. 热象明显者：酌减党参、黄芪，去补骨脂，重用清热利湿之品，如石韦、瞿麦、金钱草、冬葵子；

2. 阳虚者：重用补骨脂、菟丝子；

3. 气虚乏力明显者：重用党参、黄芪（最好用人参）；

4. 阴虚者：重用石斛，加墨旱莲。

【特别说明】

用药同时，病人注意饮食，多饮水，多做跳跃活动。

金铂消石散

【配方】

海金沙 100 克，净芒硝 100 克，苏琥珀40克，南硼砂20克。

【主治】

泌尿系结石。

【用法用量】

1. 以上诸药共研极细末，装瓶备用；

2. 每日3次，每次以白开水送服5~10克。

【方解】

1. 南硼砂甘咸凉，因其为碱性，可使黏膜去垢，口服用于尿道杀菌，特别是尿为酸性时，可使之成为碱性，这对于排石和防止继发尿路感染都有益；

2. 海金沙甘寒，利水通淋，为治淋之要药；

3. 净芒硝咸苦寒，能逐实化石；

4. 苏琥珀甘平，活血散瘀，利尿通淋，既可排石又可止痛。

【特别说明】

本方由一派攻伐渗利之品组成，药专力猛。

三金排石汤

【配方】

海金沙60克，川金钱草60克，硝石15克，车前子15克，石韦12克，冬葵子9克，鸡内金12克。

【主治】

泌尿系结石。

【用法用量】

每日1剂，水煎，2次分服。

【方解】

1. 石韦、海金沙、金钱草清热利湿，活血化瘀，为治结石之佳品；

2. 鸡内金、硝石善化结石；

3. 车前子、冬葵子能淋利尿；

4. 诸药合用，共奏利尿排石、化石之功。

【加减】

尿不尽者：可加煅鱼脑石，以加强排石作用。

排石汤

【配方】

金钱草20克，车前子20克，冬葵子15克，海金沙15克，滑石15克，石韦15克，瞿麦15克，牛膝12克，木通10克，炙鸡内金10克。

【主治】

泌尿系结石（亦称砂淋、石淋、

血淋)。

【用法用量】

1. 上药混合加水煎 2 次,将 2 次的药汁混合装瓶待用;

2. 上方每日 1 剂,分 2 次口服,用至结石排尽为止。

【方解】

1. 鸡内金软坚化石;

2. 海金沙清热解毒,利水通淋;

3. 金钱草清湿热,利水通淋;

4. 瞿麦、石韦、滑石、车前子、木通、冬葵子通淋排石;

5. 牛膝活血化瘀又引诸药下行;

6. 全方以通为用,共奏清热通淋排石之效。

【加减】

1. 气虚者:加黄芪、党参益气培元;

2. 腹痛者:加白芍、甘草缓急止痛;

3. 淋病日久,久病必瘀:加琥珀、丹参活血化瘀;

4. 尿血者:加白茅根、茜草凉血止血;

5. 便秘者:加大黄、芒硝清热通腑;

【禁忌】

病人应注意饮食起居,饮食宜清淡,忌烟酒,少食膏粱厚味,以防病情复发。

通淋汤

【配方】

金钱草 30 克,海金沙藤 18 克,生地 12 克,白芍 10 克,鸡内金 6 克,广木香 4.5 克,小甘草 4.5 克,琥珀末 3 克。

【主治】

输尿管结石。

【用法用量】

水煎服,每日 1 剂。

【方解】

1. 海金沙藤、鸡内金、琥珀利尿排石、溶石;

2. 广木香理气;

3. 金钱草清利湿热,为排石化石之上品;

4. 小甘草调和诸药;

5. 诸药合用,共奏清利湿热、排石溶石之功。

阿米巴痢疾

鸦胆赤石丸

【配方】

去油鸦胆子 30 克，赤石脂 60 克，乌梅 60 克，食盐 10 克，陈米饭适量。

【主治】

阿米巴痢疾。

【用法用量】

1. 将上药共拌均匀，加陈米饭共捣如泥状，制成绿豆大小丸粒；

2. 成人每次 15~20 丸，每日服 2 次，饭后温开水送服，小孩 5~10 丸。

【方解】

1. 本方赤石脂酸涩收敛，有涩肠止泻之效。现代药理研究证实，赤石脂有吸收作用，能吸附消化道内的有毒物质，并保护消化道黏膜，止胃肠道出血；

2. 鸦胆子性味苦寒，始载于清代《本草纲目拾遗》，为治冷痢久泻的要药。现代药理研究证明，鸦胆子能杀灭阿米巴原虫、疟原虫及阴道滴虫等，又能驱鞭虫、蛔虫、绦虫等肠道寄生虫；

3. 乌梅味酸，功在涩肠止泻；

4. 食盐味咸，具有收敛之效，《本草纲目》记载"食盐主治肠胃结热喘逆，胸中病、令人吐，除风邪、吐下来恶物，杀虫，去皮肤风毒，调和脏腑，消宿物，令人壮健……解毒、凉血润燥，定痛止痒，吐一切时气风热，痰饮关格诸病"；

5. 陈米饭，《本草纲目》记载"寒食饭，主治……伤寒食复，用此饭烧研，米饮服二、三钱，效"。

【特别说明】

阿米巴痢疾又称肠阿米巴病，是由阿米巴原虫侵入结肠壁后所致的以痢疾症状为主的消化道传染病。

中医学将其归属于"久痢""赤痢""休息痢"之范畴。治疗常无理想之方药。

本方具有杀虫解毒、涩肠止泻等功用，无明显不良反应。

【禁忌】

治疗期间忌食生、冷、硬类之物。

慢性结肠炎

健脾敛溃散

【配方】

煅石膏300克，白及300克，白芍300克，石榴皮200克，乌梅200克，黄连60克，血竭60克，甘草60克，党参50克，焦白术50克，生黄芪50克，炮姜50克，枳壳50克。

【主治】

慢性溃疡性结肠炎。

【用法用量】

1. 将乌梅放在瓦片上用火烘干至焦黄（切勿焦黑）；

2. 生石膏放在电炉上直接火煅；

3. 剩余其他的药物用烘箱或文火烘干；

4. 诸药研粉过80至100目筛，装瓶备用；

5. 饭前30分钟用热水调成糊状吞服，每次40克，每日3次，服后可饮几口稀粥汤，勿饮开水。

6. 30日为1个疗程，2~5个疗程复查纤维结肠镜。

【方解】

1. 健脾敛溃散方中采用的白及含胶质，可覆盖创面，起保护创面的作用，以利于肉芽组织生长；

2. 党参、黄芪、白术甘温健脾益气，功治脾虚之本；

3. 白芍、甘草缓急止痛；

4. 血竭收敛止血，活血消肿，减少炎性分泌物，加速创面愈合；

5. 煅石膏生肌敛疮；

6. 石榴皮、乌梅酸敛涩肠止泻；

7. 炮姜温中止血；

8. 黄连清肠消炎；

9. 枳壳宽肠行气。

【加减】

1. 血便甚者：加参三七、地榆炭；

2. 纳呆者：加焦山楂、炒麦芽。

【特别说明】

慢性溃疡性结肠炎，属于中医学"久痢"等范畴，主要原因责之于脾，脾虚为本，瘀血、气滞为其标，故治宜健脾、敛溃、化瘀。全方合用，共奏益气健脾、生肌敛疮、涩肠止

泻、温中止血、行气消胀、化瘀止痛
之功。

【禁忌】

治疗期间忌生、冷、酸、辣及硬
性食物,戒烟、酒。

酢浆克泻汤

【配方】

炒怀山药 30 克,酢浆草 20~30
克,铁苋菜 20~30 克,党参 20~30 克,
炒白术 12 克,罂粟壳 6~10 克,附子
6~10 克,炙甘草 5 克。

【主治】

慢性结肠炎。

【用法用量】

1.上药加水煎成汤剂,过滤去渣,
待用;

2.每日 1 剂,分早、晚 2 次口服,
直至痊愈为止。

【方解】

1.酢浆草性寒,长于清肠道久恋
之湿热,味酸涩,善涩肠,《滇南本
草》谓其"治久泻滑肠",故为本方
主药;

2.附子温补脾肾,益火之源;

3.党参、怀山药、炙甘草、白术
健脾化湿,以固中宫;

4.罂粟壳、铁苋菜涩肠止泻,并
擅止痛。

【加减】

1.气滞者:加木香;

2.气虚者:加黄芪;

3.食滞者:加山楂;

4.肾阳虚者:加补骨脂;

5.脾阳虚者:加干姜;

6.腹痛甚者:加白芍;

7.滑泻不止者:加赤石脂、禹余粮。

【禁忌】

治疗期间忌食生、冷、酸、辣之物。

连姜汤

【配方】

薏苡仁 30 克,煨木香 10 克,苍
术 10 克,白术 10 克,厚朴 10 克,延
胡索 10 克,炒鸡内金 10 克,茯苓 10 克,
车前子 10 克,炮姜炭 5 克,黄连 3 克。

【主治】

慢性结肠炎。

【用法用量】

根据病人情况,通过辨证,再随

病加减，加水煎成汤剂。每日 1 剂，分 2 次服用。30 日为 1 个疗程。

【方解】

1. 本方采用延胡索活血利气而止痛；

2. 苍术燥湿健脾；

3. 薏苡仁利水渗湿，健脾止泻；

4. 白术补脾燥湿；

5. 黄连清热燥湿，泻火解毒；

6. 厚朴温燥寒湿，行气宽中；

7. 炮姜炭温中止泻；

8. 煨木香善于行气而止痛，主要用于泻痢；

9. 炒鸡内金有运脾消食积的作用；

10. 茯苓益心脾，利水湿；

11. 车前子能利水而治泄泻。

【特别说明】

慢性溃疡性结肠炎是一种非特异性的炎症性肠病，现代医学对本病的病因尚未完全阐明。有人认为，该病与自身免疫有密切关系，多为感染、饮食不节、精神刺激等因素所诱发。本病属中医学"泄泻""久痢"等范畴。以脾胃虚弱，气血亏损为本，湿热瘀血内停为标。《景岳全书》曰："泄泻之本，无不由于脾胃。"治宜健脾益气，清浊止泻。

全方合用，具有清热燥湿、健脾和中、理气止痛、收敛止泻的作用。

【禁忌】

治疗期间忌食生、冷、辛辣刺激性物品，注意劳逸结合。

肾炎、尿毒症

益气化瘀补肾汤

【配方】

生黄芪 30 克，仙灵脾 20 克，石苇 15 克，熟附子 10 克，川续断 10 克，怀牛膝 10 克，川芎 10 克，红花 10 克，全当归 10 克。

【主治】

慢性肾炎日久，肾气亏虚，络脉瘀滞，气化不行，水湿潴留，肾功能损害缠绵不愈者。

【用法用量】

须用益母草 90~120 克煎汤代水煎药，每日 1 剂，早晚分服。

【方解】

1. 石苇甘苦性平,功专利水通淋,且能消除肾小球之病变,有抑制过亢卫气之功;

2. 黄芪甘温,专司益气培本,促进血液循环,且能利水;

3. 当归甘辛温,补血活血,且有利尿之效;

4. 附子辛热,补阳益火,温中焦,暖下元,在慢性肾炎全过程中,脾肾阳虚是主要证型,而黄芪、仙灵脾、附子是关键药物,除舌质红绛、湿热炽盛者外,均应选作主药,附子、仙灵脾除温肾外,还具有肾上腺皮质激素样作用;

5. 仙灵脾辛甘性温,功补肾阳,祛风湿;

6. 川芎辛温,为活血理气之要药;

7. 红花辛温,活血破瘀生新,且有降压之功;

8. 川续断苦温、利水、消肿;

9. 益母草用大剂量时,有明显的活血利水作用,且能消除尿中之蛋白。

【加减】

1. 血胆固醇高者:加生山楂、泽泻;

2. 慢性肾炎急性发作或各型慢性肾炎合并上呼吸道感染,出现严重蛋白尿者:去黄芪、红花,加鱼腥草、白花蛇舌草、连翘、漏芦、巴蒌、地鳖虫、蝉衣;

3. 临床辨证为阳虚者:加鹿角霜、巴戟天、肉桂;

4. 尿少且短涩者:加蟋蟀、沉香;

5. 肾阴虚者:加生地黄、龟板、旱莲草、枸杞子、女贞子;

6. 脾虚者:加薏米、怀山药、党参、白术;

7. 非蛋白氮及肌酐明显升高者:加六月雪、扦扦活、生大黄、丹皮,并配合中药煎液灌肠;

8. 水肿明显且伴高血压者:加水蛭以化瘀利水;

9. 血压高者:去川芎,加桑寄生、广地龙;

10. 各型慢性肾炎以肾功能低下为主者:加炮山甲片;

11. 血尿者:加茅根、琥珀(研末分早晚吞服);

12. 尿蛋白增高者:加芡实、金樱子、益智仁;

13. 浊阴上泛而出现呕吐、眩晕，病情危笃，服药困难者：改用白花蛇舌草、六月雪、生牡蛎、生大黄、丹参等，煎成200毫升作保留灌肠，每日2次，并配以"醒脑静静"治之。

益气解毒饮

【配方】

黄芪30克，白花蛇舌草30克，党参20克，车前子15克，生地15克，柴胡15克，地骨皮15克，麦冬15克，黄芩10克，蒲公英10克，甘草1克。

【主治】

小便涩痛，淋沥不已，遇劳即发，时作时止，腰酸气短、乏力，五心烦热，舌红苔白，脉弱或细数无力。

【用法用量】

水煎服，每日1剂。

【方解】

1. 车前子利水通淋；

2. 黄芪、地骨皮、党参有益气的作用，以生地、麦冬滋阴，共奏补气养阴固本之效；

3. 柴胡、公英、黄芩、白花蛇舌草、甘草清热解毒，以除湿热之毒邪；

4. 诸药合用，清热利湿解毒而无伤正之弊，益气滋阴固本而不恋邪，恰中劳淋正虚邪恋之病机。

【加减】

1. 腰痛甚者：加山萸肉、枸杞子；

2. 小便不利者：加瞿麦、竹叶；

3. 血尿者：加茅根、小蓟；

4. 小腹凉者：加茴香、肉桂。

【特别说明】

淋证日久，必伤气阴，出现气阴两亏之证候。表现为腰酸膝软，气短乏力，五心烦热，小便洒沥，遇劳即发，经年累月不愈。其气阴两虚为病之本，湿热毒邪为病之标。治疗必须以治本为主，治标为辅，标本兼顾，方能提高临床疗效。此病多为气阴两虚。湿热羁留，前者为本，后者为标，单一治本或治标效皆不佳。此方能标本兼顾，屡用屡效。据临床观察，有较好的远期疗效，确为治疗慢性肾盂肾炎之佳方。

六五地黄汤

【配方】

干地黄25克，桑葚子25克，炒

山药 20 克，山萸肉 15 克，白茯苓 15~25 克，地肤子 15~25 克，枸杞子 15~25 克，牡丹皮 10~20 克。

【主治】

肾病型肾炎，发病日久，肝肾阴伤者。临床表现为颧面潮红或暗红，五心烦热，腰膝酸软，眩晕耳鸣，两目干涩，口燥咽干，舌质稍红或暗红，苔薄黄或薄白，夜热盗汗，或轻度肿胀，便秘溲赤，脉细数或沉滑数。

【用法用量】

1. 上药用冷水浸泡后煎；

2. 文火煎煮 2 次，每次约 30 分钟，总量为 300 毫升，分 2 次服用。

【方解】

1. 本方以六味地黄汤加地肤子、枸杞、车前子、女贞、桑葚，故名六五地黄汤；

2. 方用六味地黄汤滋补肝肾；

3. 女贞、枸杞、桑葚子养阴平肝；

4. 车前子、地肤子清热利尿；

5. 诸药合用，共奏滋补肝肾、淡渗利水之功。

【特别说明】

本方由六味地黄汤加味而成，对阴虚型肾炎收效颇著。

【禁忌】

气虚、阳虚者不宜用之。

复元固本汤

【配方】

白茯苓 20~50 克，黄芪 15~50 克，干地黄 15~20 克，炒山药 15~25 克，人参 10~15 克，牡丹皮 15 克，菟丝子 15 克，山萸肉 15 克，枸杞子 15 克，五味子 10 克，嫩桂枝 10 克，制附子 5 克。

【主治】

肾病型肾炎证属肾气虚者，水肿减轻或消退后，多见脾肾气虚证候者。临床表现为面色萎黄或暗滞，少气乏力，腰膝酸软，眩晕耳鸣，舌质淡或紫，苔白或腻，食少腹胀或便溏，或下肢浮肿，小便不利，脉弱或沉滑无力，尺部尤甚。

【用法用量】

同六五地黄汤。

【方解】

1. 山药、茯苓健脾淡渗；

2. 人参、黄芪益气固元；

3.地黄、丹皮、菟丝子、山萸肉、枸杞子、五味子补肾填精；

4.制附子、嫩桂枝温阳补肾，蒸精化气。

【加减】

1.泄泻、脾虚甚者：可加白术、薏苡仁健脾止泻；

2.腰部酸痛者：可加寄生、川断壮腰健肾；

3.腰部胀痛或刺痛者：可加丹参、桃仁、延胡索、川牛膝，以化瘀止痛；

4.小便短少者：可加泽泻、车前子、地肤子，以通利小便。

【特别说明】

水肿一病的治法，唐以前多以汗、利为主，明以后医家则多倾向于温补。如张景岳认为："水肿证以精血皆化为水，多属虚证，治宜温补脾肾，此正法也。"马骥大夫则认为：精微下注（如蛋白尿）主要因肾虚不能固摄，气血亏虚（如血浆蛋白低、贫血等）乃肾惫脾弱所致。故对水肿减轻或消退而肾虚脾弱者，则治以健脾益肾之法，常能改变病人的虚惫状态，健脾益肾既固先天之本，且助后天生化之源，则水邪不治而可自消。

慢性肾炎

安肾汤

【配方】

淮山药 20 克，莲子肉 20 克，茯苓 20 克，芡实 20 克，党参 20 克，黄芪 20 克，冬虫夏草 10 克，杜仲 10 克，猪脬 1~2 个。

【主治】

慢性肾炎，食欲不振，疲乏无力，腰酸腿软，头晕眼花，尿中蛋白、管裂、红细胞未能改善，作为治疗及善后的预防复发。

【用法用量】

每日 1 剂，水煎分服。

【方解】

1.淮山药有健脾、补肺、益肾气、止泻痢之攻效，《本草正》谓"山药，温补而不骤，微香而不燥"；《本草求真》谓"然山药之阴，本有于芡实，而芡实之涩，更有甚于山药，且山药兼补肺阴，而芡实则止于脾肾而不及于肺"；

2. 芡实固肾补脾，《本草经百种录》谓"芡实淡渗甘香，则不伤湿；质粘味涩，而不滑泽肥润，则不伤于燥，凡脾胃之药，往往相反，而此相成，故尤足贵也"；

3. 茯苓渗湿利水，益脾和胃，《本草正》谓"茯苓，能利窍去湿，利窍则开心益智，守浊生津；去湿则逐水燥脾，补中健胃"；

4. 莲子肉养心，益肾，补脾，《本草纲目》谓"莲之味甘，气温而性涩，禀清香之气，得稼穑之味，乃脾胃之果也，土为元气之母，母气既和，津液相成，神乃自生"；

5. 四味配合，能补肺肾，健脾胃，在闽南民众中常用于病后滋补之药，味淡而甘，配合猪脬以化膀胱之气，气化而小便自利，如果气虚则加党参、黄芪，如果虚损气虚可以加冬虫夏草，《重庆堂随笔》谓"冬虫夏草，具温和平补之性"；《本草从新》谓"甘平，保肺，益肾补精髓"。

【加减】

1. 肾虚腰痛脚肿、小便不利者：金匮肾气丸，安肾汤送服，每日2次；

2. 阳虚气虚、呕恶腹胀、心悸不宁者：右归丸，安肾汤送服，每日2次；

3. 食少便溏、脘腹胀满者：香砂六君丸，安肾汤送服，每日2次；

4. 阳微阴脱、呼吸急促、脉细者：加高丽参（另炖），蛤蚧尾1对，肉桂（合研末安肾汤冲服）；

5. 肾阳不足、腰痛脚弱者：加金匮肾气丸，安肾汤送服，每日2次。

【特别说明】

本方以养为主：养心、养脾、养肾，冀心气旺，脾气健，肾气充，正复邪气自除，乃治本之法，可以久用。

资肾益气汤

【配方】

茯苓皮30克，黄芪30克，杜仲20克，车前子20克，地骨皮15克，泽泻15克，生晒参10克。

【主治】

慢性肾炎，神疲倦怠，腰酸腿软，四肢轻度水肿，小便短赤，大便时溏时秘，口干而喜饮，舌质淡有齿痕，脉沉细等。

【用法用量】

每日1剂，文火久煎，分温服。

【方解】

1.本病以脾肾为主，以其久病多虚，故以生晒参调中益气，《月池人参传》谓"人参味甘补阳，微苦补阴，如土虚火旺之病，则宜生参凉薄之气，以泻火而补土"；《本经疏证》谓"人参首先入脾而仓廪崇矣，次入肺而治节行矣，次入肾而作强遂矣"；

2.黄芪，《本草正义》谓"补益中土，温养脾胃"；《本草求真》谓"黄芪入肺补气"；

3.参芪配合，益气培土，补肺利尿，疗效更佳；

4.茯苓皮利尿渗湿，《本草纲目》谓"主水肿腹胀，开水道"；《中国医学大词典》谓"茯苓皮行水不耗气，胜似大腹皮"；

5.车前子利水清热，《医学启源》

谓"主小便不通，导小肠中热"；

6.茯苓皮配伍车前子，增强渗湿利尿作用；

7.泽泻利水渗湿而补阴，《名医别录》谓"补虚损五劳，起阳气，逐膀胱，三焦停水"；

8.地骨皮清热凉血，《本草新编》谓"入肾不凉肾，反而益肾能生髓"；

9.《本草述钩元》谓"能裕真阴之化源，而不伤元阳，故与苦寒者特殊，须知此味不兼养血，却未以益阴为其功"；

10.杜仲补肝肾，《本草汇言》谓"方氏直指云：凡下焦之虚，非杜仲不补；下焦之湿，非杜仲不利，足胫之酸，非杜仲不去；腰脊之痛，非杜中不除。气温而补，补肝益肾，诚为要剂"；

11.佐以地骨皮，益阴而祛肾中虚热；

12.本方补而不腻，利而不伐，虚中带实，实中带虚，皆能适应，在临床可根据病情，予以加减。

【加减】

1.肾衰水泛、头目眩晕、恶心呕吐者：加代赭石、半夏、吴茱萸、陈皮；

2. 肾虚水泛、面浮身肿、按之没指者：乃肾阳不化，加漂川附子、破故纸、桑螵蛸、肉桂；

3. 邪毒内闭者：用安宫牛黄丸，每次服 1~2 粒，日服 2 次，羚羊角尖磨温开水，每次服 2 克，2 日服 2~3 次；

4. 瘀血阻络、水肿久留、面色暗滞、舌质紫暗者：加益母草、生蒲黄、五灵脂、红花；

5. 脾虚气滞、全身水肿明显者：加川花椒 10 克，生姜皮 3 片，另以玉米须 60 克，水 3 大碗先煎，去渣将汤分 2 次煎上药；

6. 出现尿毒症者：可配合宁元散；

7. 血压升高、头昏脑涨、手指蠕动、面色潮红、舌干咽噪、烦躁不眠，属于阴虚阳亢者：加炒枣仁、龟板、地龙干、夏枯草、天麻；

8. 脾虚失运、食欲不振、脘腹胀满、舌淡苔白腻者：加白术、砂仁、陈皮。

三豆冬丁汤

【配方】

忍冬藤 30 克，黑大豆 15 克，白扁豆 15 克，赤小豆 15 克，芡实 12 克，紫花地丁 12 克，凤尾草 12 克，玉米须 10 克。

【主治】

慢性肾炎。

【用法用量】

1. 上药混合加水 600 毫升，煎取 300 毫升待用；

2. 每日 1 剂，分 2 次温服，2 个月为 1 个疗程。

【方解】

1. 赤小豆、黑大豆、白扁豆、芡实药性平和，健脾益肺补肾，既可增强脾的运化功能、肺的通调功能、肾的主水藏精功能，又无敛邪之弊；

2. 紫花地丁、忍冬藤、凤尾草、玉米须善于清热、利湿、通络、解毒、平肝，且因汁清味淡，无伤正之虑，适应该病治疗期长、需守法守方的临床特点；

3. 现代药理研究证明，以上药品具有抗炎、消肿、杀菌、利尿、提高机体免疫力、抑制或减轻基膜纤维化、消除尿蛋白、改善肾功能等功效。

【禁忌】

治疗期间需要休息，饮食少盐。

慢性肾衰竭

还肾妙方

【配方】

牡蛎60克，败酱草30克，附子30克，大黄30克，赤芍30克，芒硝（冲）20克。

【主治】

慢性肾衰竭。

【用法用量】

1. 将上药加水煎汁200毫升过滤，备用；

2. 待药汁温度降至40℃左右，作保留灌肠；

3. 每日1次，10日为1个疗程。

【方解】

1. 本方采用败酱草清热解毒，消痈排脓，活血行瘀；

2. 大黄泻火、破积、行瘀；

3. 附子温补脾肾；

4. 芒硝泻热通便；

5. 赤芍清热凉血，活血散瘀；

6. 牡蛎收敛固涩，软坚散结；

7. 方中既发挥大黄、赤芍等泄浊解毒之功，又用附子牵制其过寒伤阳之弊，再辅牡蛎以防其久泻伤正之危，临床应用于尿毒症，可明显改善其症状，以缓解病情。

【特别说明】

慢性肾衰竭是在各种慢性肾病基础上，缓慢出现的肾功能减退直至衰竭，临床以体内代谢废物潴留、水及电解质紊乱、酸碱平衡失调等为主要表现的综合征候群。

全方具攻补兼备、寒温并用、泻涩同投的特点。诸药组成，用来灌肠，能清除潴留的氮质及各种尿毒症毒素，使之随大便排出。

【禁忌】

治疗期间尽量限制病人蛋白质的摄入量，尤其是含糖或脂肪的食物。用药后每日排便2次为佳。对患有痔等肛门疾病或每日大便3次以上者不宜使用，对严重腹泻或出现心、肺衰竭者禁用。

扶正化瘀利清汤

【配方】

益母草 30~60 克, 刘寄奴 30~60 克, 陈葫芦瓢 30~60 克, 茯苓 30 克, 何首乌 15 克, 怀山药 15~30 克, 丹参 20~40 克, 车前子 10~30 克, 车前草 10~30 克, 当归 10~20 克, 杜仲 12 克, 党参 10~16 克, 黄芪 10~16 克, 桃仁 10 克, 红花 10 克。

【主治】

慢性肾功能不全。

【用法用量】

1. 上药加水煎或汤剂;

2. 每日 1 剂, 分 2 次口服, 60 剂为 1 个疗程;

3. 同时采用西医降压、纠正酸碱平衡失调;

4. 有感染者给予抗菌治疗。

【方解】

1. 党参、黄芪大补元气;

2. 何首乌、杜仲、怀山药补肾益精。现代药理研究证明, 上述诸药能提高动物实验性肾炎的肾小球功能, 改善肾的病理变化, 延长造模动物存活时间, 增加机体免疫能力;

3. 车前草、车前子、陈葫芦瓢、茯苓等利水渗湿之品, 有利于毒素的排泄;

4. 桃仁、红花、丹参、川芎、益母草等活血化瘀之品经现代药理研究证明, 能增加人体血液内纤维蛋白溶解酶系统的活性, 有溶解纤维蛋白的作用, 促使沉积于肾小球毛细血管内的纤维蛋白溶解排出。

【加减】

1. 湿浊明显者: 加苍术、砂仁、薏苡仁;

2. 阴虚偏甚者: 加地黄、枸杞子、山茱萸;

3. 有出血倾向者: 加参三七、白茅根、墨旱莲;

4. 肠热便干者: 加大黄;

5. 有热毒者: 加半边莲、蒲公英、鱼腥草;

6. 阳虚偏甚者: 加巴戟天、淫羊藿、肉苁蓉;

7. 肠燥便秘者: 加黑芝麻、火麻仁;

8. 瘀血明显者: 加赤芍、川芎、石打穿。

【特别说明】

慢性肾功能不全临床辨证多属肾虚之证，同时多数病人亦有不同程度的面色灰滞，舌质黯淡或暗红，或舌有瘀斑等瘀血表现，血中尿素氮、肌酐增高，酸中毒出现等。故治宜维护肾气，化瘀解毒，清利浊物。

全方在补肾的基础上，着重活血利尿，使肾的开阖功能得以维护，加强了"水毒"的排泄，从而改善了慢性肾功能不全病人的细胞代谢功能。

【禁忌】

治疗前后适当控制饮食，尤其是脂肪、糖类食物。多饮水，定期复查血肌酐、血红蛋白等。

糖尿病

降糖方

【配方】

生黄芪 30 克，元参 30 克，生地 30 克，葛根 15 克，苍术 15 克。

【主治】

气阴两虚型糖尿病。

【用法用量】

每日 1 剂，水煎分温服用。

【方解】

1. 降糖方的六味药通过药理研究证明均为降糖药物；

2. 生黄芪配生地降尿糖，是取生黄芪的补中、益气、升阳、固腠理与生地滋阴、固肾精的作用，防止饮食精微的漏泄，使尿糖转为阴性；

3. 黄芪、生地有降血糖作用；

4. 苍术配元参降血糖。许多人认为治糖尿病不宜用干燥的苍术，而施今墨先生云：用苍术治糖尿病以其有"敛脾精"的作用，苍术虽燥，但伍元参之润，可制其短而用其长；

5. 药理研究证明，苍术和元参都有延长降低血糖时间的作用；

6. 黄芪、苍术补脾健脾，生地、元参滋阴养肾；从先后两天扶正培本，降血糖、尿糖确有卓效。

7. 气阴两虚型糖尿病者常见舌质暗，舌上有瘀点或瘀斑，舌下静脉怒张等血瘀征象，故而加用葛根、丹参两味药通活血脉；

8. 实践表明，加用活血药后，疗效增强，药理研究也证明，葛根、丹参都有降血糖的作用。

【加减】

1. 皮肤瘙痒者：加白蒺藜、地肤子、白鲜皮；

2. 尿糖不降者：重用花粉或加乌梅；

3. 尿中出现酮体者：加茯苓、黄芩、白术、黄连；

4. 血糖不降者：加人参白虎汤，方中人参可用党参代替，生石膏重用；

5. 心悸者：加生龙骨、生牡蛎、菖蒲、远志；

6. 下身瘙痒者：加黄柏、知母、苦参；

7. 自觉燥热殊甚，且有腰痛者：加肉桂引火归元；

8. 失眠者：加首乌、女贞子、白蒺藜；

9. 腰痛、下肢痿软无力者：加桑寄生、狗脊；

10. 大便溏薄者：加薏苡仁、芡实米；

11. 血糖较高而又饥饿感明显者：加玉竹、熟地；

【特别说明】

现代医学将糖尿病分为两大类：依赖胰岛素糖尿病和非依赖胰岛素糖尿病。在我国以非依赖胰岛素糖尿病为最多。在 10 余年观察中发现，糖尿病可分为 5 个类型：1. 气阴两虚型；2. 阴虚火旺型；3. 阴阳两虚型；4. 气虚血瘀型；5. 燥热入血型。其中以气阴两虚型为最多。

降糖方为治气阴两虚型糖尿病的有效基本方剂。患者表现为多饮、多食、多尿、乏力、消瘦、抵抗力弱、易患外感、舌淡暗、脉沉细等症状。

自古以来，有关消渴病或糖尿病诸文献中，未见有活血化瘀法治疗糖尿病的报道。但在临床中遇到糖尿病合并血管病变者不少。通过血流变学研究，糖尿病患者血液黏稠度多有增高。

生津止渴汤

【配方】

生地 50 克，山药 50 克，石斛 25 克，沙苑蒺藜25克，知母20克，玉竹15克，红花10克，附子5克，肉桂5克。

【主治】

适用于多饮、多尿、多食、形体消瘦、咽干舌燥、手足心热、舌质红绛、苔微黄、脉沉细的糖尿病患者。

【用法用量】

1. 水煎服，每日服2次，早饭前、晚饭后30分钟温服，猪胰子切成小块生吞；

2. 服药期间，停服一切与本病有关的中西药物。

【方解】

1. 猪胰子以脏补脏；

2. 生地、山药、玉竹、石斛、知母滋阴清热；

3. 红花养血活血；

4. 附子、肉桂微微生火，使"阴得阳助，而生化无穷"；

5. 沙苑蒺藜滋阴平肝；

6. 诸药合用，共奏滋肾生津之功。

消渴方

【配方】

石膏20克，花粉15克，沙参12克，

茯苓12克，麦冬10克，石斛12克，泽泻12克，地黄12克，山药12克，内金6克，甘草3克，知母1克。

【主治】

糖尿病。干燥综合征，尿崩症。

【用法用量】

每日1剂，水煎服。

【方解】

1. 丹皮、地黄、泽泻、山药、茯苓，为六味地黄汤去萸肉，舍其偏温之性，可滋肾育阴，即所谓"治消之法，以治肾为主"；

2. 鸡内金为治糖尿病之单验方，临床证明有降糖作用，系辨病用药；

3. 沙参、花粉、麦冬，养肺胃之阴而生津，滋上源以生水是也；

4. 全方共12味，清热与滋阴并用，补中有泻，清而兼润，司其职又配合默契。

【禁忌】

脾肾气虚者则不宜之。

愈消散

【配方】

鬼箭羽45克，桔梗15克，地骨

皮 30 克，荔枝核 10 克，威灵仙 10 克，姜黄 10 克，牛蒡子 10 克。

【主治】

糖尿病。

【用法用量】

1. 上药加水煎成汤剂，过滤去渣，待用；

2. 每日 1 剂，分 2 次口服；

3. 服药期间停服其他中药。

【方解】

1. 牛蒡子辛苦而寒，既能疏散风热，又能清解热毒；

2. 荔枝核辛温，具有行气散寒之功；

3. 桔梗辛散苦泄，善能宣通肺气，祛痰排脓；

4. 地骨皮功在清热凉血，退虚热，现代药理研究证实，本品能使家兔的血糖降低；

5. 威灵仙具有祛风除湿、通络止痛的作用；

6. 鬼箭羽性寒味苦，有破血通经之效；

7. 姜黄为破血行气、通经止痛之品。

【加减】

1. 失眠者：加龙骨、酸枣仁；

2. 多汗者：加黄芪、牡蛎；

3. 口渴甚者：加天花粉、沙参；

4. 肾虚症状明显者：加山药、仙茅、淫羊藿；

5. 多食者：加大地骨皮用量；

6. 夹瘀者：加红花、丹参；

7. 夹湿者：加苍术；

8. 肢体麻木者：加丹参、赤芍。

【特别说明】

糖尿病是一种以糖代谢紊乱为主要表现的内分泌代谢疾病。

其发病机制主要是由于胰岛分泌胰岛素的绝对或相对不足，导致糖代谢紊乱，使血糖过高，出现糖尿，进而又可导致脂肪和蛋白质代谢的紊乱，临床表现为多食、多饮、多尿和体重减轻，属中医学"消渴病"范畴。

诸药相伍，共奏清热凉血、祛风除湿、破血通经的功效。

【禁忌】

服药期间要求病人控制饮食，忌恼怒、劳累及食辛辣食物。

第五章　五官科疾病

翼状胬肉

退胬汤

【配方】

石决明 20 克，决明子 15 克，车前草 12 克，桑叶 10 克，菊花 10 克，生地黄 10 克，当归 10 克，白芷 10 克，薄荷 10 克，谷精草 10 克，蒺藜 10 克，川芎 10 克，甘草 5 克。

【主治】

翼状胬肉。

【用法用量】

上方加水煎成汤剂，每日 1 剂，分 2 次口服，7 日为 1 个疗程。

【方解】

1. 桑叶、薄荷、菊花疏散风热，清肝明目；

2. 谷精草、决明子有清肝火、退目翳的功效；

3. 生地黄清热生津，凉血止血；

4. 当归活血补血；

5. 川芎活血行气，祛风止痛；

6. 白芷祛风解表，消肿止痛；

7. 车前草清肝热而明目；

8. 石决明、蒺藜平肝潜阳，清热明目；

9. 甘草泻火解毒，调和诸药。

【加减】

睑裂斑炎、疱疹性结膜炎、亚急性结膜炎，上方去石决明、决明子，加红花、赤芍、蝉蜕等。

【特别说明】

翼状胬肉是由增殖的球结膜侵袭到角膜上的病变组织，呈三角形，如翼状，故名。中医学称"胬肉攀睛"。

中医眼科医籍对胬肉的认识有狭义和广义之分。狭义者认为胬肉攀睛即相当于今之翼状胬肉。而广义的胬肉则可包括胬肉攀筋睑裂斑炎、疱性结膜炎和若干具有充血水肿之球结膜炎。

本方诸药合用，共奏疏风散热、清肝明目、活血退翳之功效。

【禁忌】

治疗期间忌服辛辣易发之物，禁烟戒酒，绝房事，情志舒畅，饮食清淡。

视神经萎缩

柴胡参术明目汤

【配方】

生地黄15克，生黄芪15克，枸杞子15克，茯苓13克，柴胡10克，党参10克，炒白术10克，炒白芍10克，青皮10克，当归10克，川芎10克，甘草6克。

【主治】

视神经萎缩。

【用法用量】

诸药混合加水煎成汤剂，每日1剂，分2次口服，30剂为1个疗程。

【方解】

1. 当归、川芎、白芍、生地黄四物有补血养血的功效；

2. 茯苓有利渗湿、健脾和中之功；

3. 党参既可补脾胃而益肺气，又能益气以补血；

4. 青皮为疏肝破气，散积化瘀之品；

5. 黄芪健脾益气，升阳举陷；

6. 炒白术为补脾燥湿之品；

7. 甘草补中益气，泻火解毒；

8. 柴胡性平味苦，具有轻清升散又能疏泄的特点，既能透表退热，疏肝解郁，又可用于升举阳气，具有疏肝理气解郁的功用；

9. 枸杞子味甘性平，柔润多液，是一味补养肝肾的药品；

10. 以上诸药具有补中益气、升阳举陷的作用。

【特别说明】

视神经萎缩为视网膜神经节细胞轴索的退行性病变，主要症状为视力显著减退和视野缩小，属中医学"青盲"的范畴。

本症多由肝肾阴亏，气血不足，精气不能上荣于目，或劳倦伤脾，脾虚精微不化，气血两虚，目失所养所致，亦可由目络阻滞，目系枯萎所致。治宜补虚消瘀通络。

全方配合，共奏疏肝解郁、补肝肾、益气血、通目络之目的。

【禁忌】

1. 治疗前必须明确诊断，排除颅

脑占位性病变，找出病因，采取相应措施；

2. 治疗期间忌烟戒酒，绝房事，定期检查眼底。

逍遥散（加减）

【配方】

茯苓 10 克，当归 10 克，白术 10 克，白芍 10 克，银柴胡 5 克，五味子 3 克，升麻 3 克，甘草 3 克。

【主治】

舒肝解郁，健脾通络。主治视神经萎缩证属肝经郁热型。多见于小儿患热性病后，热退而双眼失明，或成人素体肝气旺盛，烦躁易怒，妇女乳房作胀，月经不调，舌质润，脉细数。

【用法用量】

水煎服。

【方解】

1. 当归、白芍补血养肝；

2. 银柴胡舒肝解郁；

3. 茯苓、白术、甘草健脾益气；

4. 枸杞子、五味子大养肝阴，清解郁热；

5. 丹皮清退虚热，开通玄府。

角膜软化症

眼疳散

【配方】

党参 6 克，黄芩 5 克，神曲 5 克，黄连 3 克，青黛 3 克，芦荟 3 克，麦芽 3 克，白术 3 克，使君子 3 克，茯苓 3 克，甘草 3 克，大黄 3 克，胡黄连 2 克，冰片 1 片。

【主治】

小儿角膜软化症（亦称眼疳）。

【用法用量】

1. 诸药混合，研极细末，过筛，瓶装备用；

2. 10~12 个月婴儿每次 1~1.2 克，1~3 岁幼儿每次 1.2~1.5 克；

3. 每日 2 次，温开水冲服。

【方解】

1. 茯苓甘平，利水渗湿，健脾和中；

2. 青黛为清热凉血解毒之佳品；

3. 黄芩能清实热，泻肺火，具有

降压、清热、利尿、镇静、抑菌等药理作用；

4. 使君子甘温，功在杀虫消积；

5. 芦荟味苦性寒，既能凉肝清热，又可泻热通便；

6. 大黄是一味泻火、破积、行瘀的要药，大黄中所含的有效成分蒽醌衍生物有强大的抗菌作用；

7. 冰片性味苦寒，善散火郁；

8. 党参补中益气；

9. 胡黄连具有清热燥湿、退骨蒸之功，与黄连、芦荟等相伍，常用来治疗小儿疳热；

10. 白术补脾燥湿，利水；

11. 甘草补脾胃不足而益中气，泻火解毒，缓和药性；

12. 麦芽、神曲均具消食和中之效；

13. 黄连性寒，味苦，功在清热燥湿，泻火解毒，具有广泛的较强的抗菌作用。

【特别说明】

小儿角膜软化症是一种高度营养障碍造成角结膜上皮之干燥性质变的眼病，类似中医学"眼疳"。《医宗金鉴》云："疳热上攻眼疳成，痒湿赤烂胞肿疼，白睛生翳渐遮满，流泪羞明目不睁。"治宜清热消疳，健脾养肝。

角膜软化症是维生素 A 严重缺乏的眼部临床表现，多见于体弱多病、营养不良的婴幼儿。双眼发病，初起时暗处不能视物，继而眼珠干燥，黑睛混浊，甚至糜烂破损。如不及时诊治，易导致失明。

诸药合用，共奏清热燥湿、泻火解毒、疏肝健脾、散瘀消疳的作用。

【禁忌】

治疗期间忌食腥、辣、易发之物。

青年脱发

生发汤

【配方】

制何首乌 20~30 克，生地黄 15~20 克，菟丝子 15~20 克，白芍 15 克，当归 10 克，天麻 10 克，蛇蜕 8 克，川芎 6 克。

【主治】

青年脱发。

【用法用量】

每日 1 剂，每剂药煎 3 次，前 2 次煎出液内服，第 3 次煎出液洗头。

【方解】

1. 天麻、蛇蜕祛风固发；

2. 制何首乌、生地黄、菟丝子补肾生精荣发；

3. 白芍、川芎、生地黄、当归养血生发，并和前 3 味共清虚热；

4. 再依加减法应用化裁，故能应手取效。

【加减】

1. 头皮脱屑多者：加蒺藜；

2. 头皮刺痒重者：加百部、地肤子、白鲜皮；

3. 阴虚内热重（五心烦热或女子月经先期）者：加地骨皮、墨旱莲、女贞子、牡丹皮。

【禁忌】

治疗期间嘱病人节制房事，若有手淫习惯者，要嘱其纠正，并忌食辛辣刺激性食物。

101生发饮

【配方】

黑芝麻 30 克，制首乌 25 克，当归 20 克，生地 20 克，熟地 20 克，旱莲草 20 克，侧柏叶 15 克。

【主治】

脱发及须发早白。

【用法用量】

1. 先将药物冷水浸泡约 1 小时后即行煎煮；

2. 煮沸后改文火，继煎 30 分钟，每剂药可煎服 3 次。

【方解】

1. 当归祛瘀生新，养血活血，以其温通之性，以助滋养药物畅荣毛发；

2. 旱莲草、生地黄滋阴清热，助养血生发之能，为方中辅药；

3. 制首乌、熟地黄、黑芝麻，皆入肝肾二经，以滋补肝肾，生精养血，为生发乌发之主药，治斑秃尤为必不可少之品；

4. 侧柏叶为"补阴之要药"，其性多燥，久得之，最益脾土，大滋其肺，能生须发，并可防前药过于阴柔滋腻碍脾之弊，同为方中佐使。

【加减】

1. 风盛血热者：多为脂溢性脱发，去熟地、黑芝麻，加白藓皮、苦参、蝉蜕、地肤子、丹皮、川芎、蜈蚣3条（研末服）；

2. 肝肾亏虚甚者：多为斑秃，加枸杞、女贞子、菟丝子、五味子；

3. 兼气滞血瘀者：加鸡血藤、赤芍、红花、桃仁。

【特别说明】

脱发是由多种原因导致精血不能畅荣毛发所致。追其源，盖因肾藏精，其华在发，肝藏血，发为血之余，是以脱发与肝肾二脏关系最密切，当为临床调护之重点。

脱发是常见皮肤病。临床上最常见的是斑秃和脂溢性脱发。斑秃症状为头发迅速脱落，呈圆形或不规则形，少数人头发可全部脱落称全秃；脂溢性脱发症状为头皮多屑多油，瘙痒明显，前额及头顶部头发稀疏变细，逐渐脱落。此皆为本方使用范围。

本方诸药合用，相辅相成，共收补肝益肾、益精养血、乌须生发之功。

斑秃

生发擦剂

【配方】

补骨脂10克，生大黄10克，土荆皮10克，骨碎补10克，川楝子10克，白鲜皮6克，百部6克，紫荆皮6克，老姜6克，川花椒6克。

【主治】

斑秃。

【用法用量】

1. 上药加醋浸泡1周后即可使用；

2. 取上述浸出液外擦患处。每日3次，直至痊愈。

【方解】

1. 补骨脂外用，能促使皮肤色素新生；

2. 川花椒为辛热之物，外用不仅能促使局部血液循环，而且具有抑制细菌的作用；

3. 骨碎补在试管内能抑制葡萄球菌生长，临床用酒浸汁，外擦治秃发；

4. 紫荆皮能活血行气、解毒消肿；

5. 川楝子对铁锈小芽孢癣菌有抑制作用；

6. 生姜有发汗解表、解毒之功，姜中含有挥发油、姜辣素及树脂、淀粉等，现代药理研究证明，生姜能增强血液循环；

7. 白鲜皮对皮肤真菌有抑制作用，属中医清热燥湿、祛风解毒之品；

8. 土荆皮有杀虫止痒的作用；

9. 百部对人型结核杆菌、致病性皮肤真菌均有抑制作用；

10. 生大黄泻火解毒；

11. 醋性酸，外用具有杀菌收涩之效；

12. 诸药合用，共奏发汗解表、清热燥湿、杀虫止痒、祛风活血之功用。

【特别说明】

斑秃是一种常见的局限性脱发而无其他异常的疾病，病因尚未完全阐明，中医学称之为"鬼剃头""油风"，多发于青壮年，病因不完全清楚，可能与精神过度紧张、遗传、自身免疫或内分泌功能障碍有关。

【禁忌】

治疗期间需解除思想顾虑，避免精神刺激。

睑下垂

补阳还五汤

【配方】

生黄芪 30 克，赤芍 12 克，干地龙 12 克，当归 12 克，桃仁 9 克，川芎 3 克，红花 6 克。

【主治】

老年人眼睑下垂，单眼或双眼同时或先后得病，多突然发生，或同时伴有上、下、内直肌及下斜肌、瞳孔散大及复视等，或清晨起床症状较轻，以后逐渐加重，同时伴有眼外肌无力与全身无力症状，脉细涩。

【用法用量】

水煎服。

【方解】

1. 黄芪益气；

2. 川芎、当归、赤芍、桃仁、红花行气活血以化瘀；

3. 配地龙以息风通络。

【特别说明】

上睑下垂，其发病原因，在先天是因发育不全；在后天多认为与脾虚有关。因为上睑属脾，脾主肌肉，脾虚气弱，阳气不升，胞睑失去营养，所以无法发挥其固有功能，也有因脾气弱，肤腠开疏，为风邪所袭而致病。老年人更有因为肝阳上亢，虚风内动而引起；如脉细涩，细为不足，涩为血瘀，则属气虚血瘀，用补阳还五汤。服用本方后，脉络通，血流畅而诸恙消失。

补中益气汤

【配方】

黄芪 20 克，山药 20 克，南沙参 15 克，炒白术 15 克，夜交藤 15 克，合欢皮 15 克，当归 15 克，升麻 10 克，柴胡 10 克，陈皮 10 克，甘草 5 克。

【主治】

睑下垂，外加懒言恶食，烦劳内伤，身热心烦，脉洪大而虚；或喘或渴，或阳虚自汗，或气虚不能摄血；或疟痢脾虚，久不能愈及一切清阳下陷，中气不足之证。

【用法用量】

水煎服。

【方解】

1.南沙参、炒白术、甘草益气健脾；

2.黄芪补中益气，升阳举陷；

3.升麻、柴胡升提下陷之阳气；

4.陈皮以行气醒脾胃；

5.当归养血活血；

6.山药健脾补肾。

【加减】

睡眠差者：加夜交藤、牡蛎、山茱萸、合欢皮、龙骨等。

面神经麻痹

五香贴方

【配方】

乳香 10 克，丁香 6 克，肉桂 6 克，麝香 0.5 克（可用冰片 10 克代替），维生素 B₁10 毫克 ×20 片。

【主治】

周围性面神经麻痹。

【用法用量】

1. 上药共研成极细粉末，装入瓶中，密封备用；

2. 用穴位测定仪检定翳风、下关、太阳三穴位置，局部消毒后，用经消毒的刀片在穴处皮肤各划一带血痕的小"×"；

3. 将上药粉少许粘在 1.2 厘米 ×1.2 厘米见方的麝香止痛膏胶布中心，并分别贴在 3 个穴位上，每日一换，直至治疗结束。

【方解】

1. 肉桂温中补阳，通利血脉；

2. 麝香开窍通闭，活血通络；

3. 丁香补肾助阳，温中散寒；

4. 乳香活血祛瘀；

5. 维生素 B₁ 为营养神经之品。

【特别说明】

周围性面神经麻痹常由面部着冷受风后，面部神经管的骨膜发炎，使面神经肿胀受压而致麻痹，造成病侧面部肌肉瘫痪和口眼㖞斜。本病属中医学的"歪嘴风""口眼㖞斜"之范畴，治宜以理气通窍、活血祛风为则。

【禁忌】

1. 治疗期间避免冷风受袭；

2. 忌食易发之物，戒房事。

结膜炎

茵陈防己汤

【配方】

地肤子 30 克，鱼腥草 30 克，薏苡仁 30 克，老鹳草 20 克，乌梢蛇 15 克，茵陈 12 克，金银花 12 克，连翘 12 克，防己 12 克，茯苓皮 10 克，防风 10 克，白芷 10 克，焦山栀 6 克。

【主治】

春季卡他性结膜炎及一切过敏性眼炎，眼睑湿疹等。

【用法用量】

水煎服，每日 1 剂。

【方解】

1. 茵陈、茯苓皮、防己、薏苡仁除湿利水；

2. 白芷清热止痒；

3. 防风、乌梢蛇、老鹳草等疏风除湿；

4. 焦山栀、连翘、鱼腥草清热解毒。

【加减】

1. 痒甚者：加苦参；

2. 睑皮湿烂，体壮者：加石膏。

【特别说明】

本病为一种季节性过敏性眼结膜炎，其眼部表现类似于中医的"目痒症""椒疮"或"粟疮"症等。临床上多以脾肺风热夹湿毒所致。治以祛风除湿，清热解毒，常能获效。

脱敏止痒洗眼方

【配方】

苦参 15 克，土茯苓 15 克，黄连 10 克，荆芥穗 10 克，蒲公英 10 克，硼砂 1 克。

【主治】

过敏性结膜炎。

【用法用量】

1. 用温开水 500 毫升将中药浸泡 30 分钟；

2. 大火煮开后文火煎 20 分钟，用 4 层纱布滤渣，取 200 毫升，待温度降至 30℃左右，取出 50 毫升，用 5 毫升洁净的塑料眼药水瓶，吸取药液，冲洗结膜囊和眼睑，于 20 分钟将 50 毫升药液洗完，剩余药液放入冰箱保存；

3. 再次使用前将药液加热到 100℃，温度降至约 30℃洗眼，方法同前；

4. 每日 4 次，每日 1 剂；器皿、纱布等使用前用开水煮 30 分钟，眼药水瓶用温开水反复冲洗。

【方解】

1. 黄连、蒲公英加强燥湿清热解毒作用，为臣药；

2. 苦参、土茯苓燥湿清热解毒，为君药；

3. 荆芥穗祛风止痒，少佐辛温，防苦寒太过，硼砂清热解毒、消肿止痒，是临床多用的洗眼专药，两药分别佐使药。

【特别说明】

1.本方组成合理，药性平和，眼部症状消除快，未发现明显不良反应；

2.本洗剂有轻度刺激症状，继续应用，炎症减轻后刺激症状消失，未影响治疗。

咽喉疾病

丹栀射郁汤

【配方】

枇杷叶 12 克，七叶一枝花 12 克，陈萝卜缨 12 克，牡丹花瓣 10 克，郁金 10 克，连翘 10 克，栀子花 10 克，射干 10 克，甘草 6 克。

【主治】

急性关下喉痹(亦称急性会厌炎)。

【用法用量】

1.上方用冷水浸泡后煎服，煎时以水量淹没全药为度，细火煎煮 2 次；

2.首煎 30 分钟，二煎 15 分钟，取汁为 300 毫升，分 2 次服用。

【方解】

1.此方以丹皮、栀子为主，重在入心包与三焦，但需用红色牡丹花瓣与栀子花；如一时无着，可用丹皮与栀子；

2.取射干、郁金为辅，主在散结开郁，射干取金黄色长杆者为佳，郁金则需用川郁金；

3.枇杷叶、甘草、陈萝卜缨为使，甘草和中，调和诸药；

4.陈萝卜缨经特殊炮制后亦能下气消痰；

5.枇杷叶走阳明入太阴，止呕下气，定咳消痰；

6.连翘、七叶一枝花为佐，连翘入心，长于清热败毒；七叶一枝花入肝，但以去脓、解毒为优。

【特别说明】

本方数者配合，可起散肿解结、清理食道之作用。若一时不能解，可先用金锁银开，漱喉，通血脉，消水肿。亦可加前萌、马勃之类，以通窍散结。

此方来自东阿刘氏，每年春夏之

交，受当地刘老医家指定，采此药数种，及红牡丹花瓣、栀子花、射干（金杆蝴蝶花根）、陈萝卜缨等。知之既久，乃以秘不传人之法，告其先始祖，即丹栀射郁汤之来源。但不固定，直至其先伯祖始固定成为这一形势，毕竟能生卓效。

本方之有效适应证为：凡急病而不肿者，其肿必在关下，水谷难于吞咽，即是轻者也有爬坡之感，重者则不能下咽。

养阴利咽汤

【配方】

川百合10克，南沙参10克，北沙参10克，大白芍9克，天花粉9克，白桔梗4.5克，嫩射干4.5克，生甘草2.5克。

【功效】

滋养肺胃，清热利咽。

【主治】

阴虚喉痹。

【用法用量】

水煎服，每日1剂。

【方解】

1.滋养肺胃阴液之南北沙参、川百合、天花粉等为治疗本病的主药；

2.甘草、桔梗、射干乃治咽喉部位之要方要药；

3.方中白芍一味，虽不入肺胃二经，而其味苦酸，与甘润之品相配，可增加敛阴养津之力。

【加减】

1.咽部嫩红、赤脉纹粗面色红者：加粉丹皮、赤芍清热凉血，并配制球黄青吹口散、老月石、冰片、薄荷叶、珍珠、牛黄、尿浸石膏（煅、水飞）、人中白（水分）、飞青黛、天竺黄、川连、西瓜霜、生甘草；

2.喉头无痰而音哑者：加凤凰衣、玉蝴蝶、藏青果润肺开音；

3.两目红丝缠绕者：加粉丹皮、杭菊花凉肝明目；

4.失眠者：酌加合欢花、炙远志、淮小麦、忘忧草养心安神；

5.头晕目眩者：加嫩钩藤、稽豆衣、杭菊花以平肝益阴；

6.痰粘喉头者：加川贝粉、地枯蒌以清化痰热；

7.纳少、腹痛者：加土炒白术、广木香、台乌药理气健脾和中；

8.胸闷者：加广郁金、麸炒枳壳、

野蔷薇花理气解郁开胸；

9. 肾虚遗尿者：加制首乌、益智仁、山萸肉益肾养阴；

10. 大便干燥者：选加栝楼仁、桑葚子、制首乌滋阴润肠通脑；

11. 咽底壁结节色淡而肥厚者：加茯苓、生苡仁、泽泻等淡渗利温；

12. 对阴虚喉痹恢复期患者：常用珠儿参、嫩射干、白桔梗、生甘草等药适量，以开水泡，代茶常饮之，巩固其疗效。

【特别说明】

咽部异物梗阻感、咽干、咽痛和声音嘶哑乃艇阴虚喉痹，即现代医学所谓"慢性咽喉炎"。咽部异物梗阻感，与"梅核气"相近似，多由肝气郁结所致。

用药总在甘寒清润、酸甘敛阴、养胃生津的范围，以缓缓图功。

慢性咽炎

参梅含片

【配方】

生地 100 克，花粉 100 克，沙参 100 克，乌梅 100 克，元参 100 克，薄荷 60 克，甘草 30 克。

【主治】

慢性咽炎及干燥综合征。

【用法用量】

1. 除乌梅、甘草之外，可用不同方法提炼，打成片剂约 150 片左右，瓶贮待用；

2. 此药虽无明确失效期，但最好不超过 1 年；

3. 此药为含化剂，每次含 1 片，随其化为水液，慢慢吞咽，每天 6~10 片。

【方解】

1. 此方源于《温病条辨》的增液汤，取其滋养肺肾，生津增液，但原方仅有利于急性病的"劫津"，对慢性病的"耗液"作用不大；

2. 辅以乌梅，其味酸，能强力收敛生津，此正补"耗液"的需要，同时还有抗菌、抗过敏作用，更适合于治疗慢性咽炎；

3. 喉科曾有盐梅一方，方中加以改进以适今用；

4. 薄荷疏风热而利咽；

5. 元参清燥热而利咽；

6. 花粉消痰结而利咽；

7. 甘草调味而利咽；

8. 诸药合用，直达病所，相得益彰。

【特别说明】

中医中药讲究辨证论治，一味成药，面面应付，势难兼顾。考慢性咽炎有肾亏者、肺怯者、脾衰者、五志之火者，不一而足。成药是无法加减的，好在食药同源，在用药的同时，佐以食疗法来弥补。

1. 脾虚者：用山药粉与白米以 1∶3 比例煮粥吃，甜、咸均可；

2. 属肾亏者：可吃核桃，每天 3 个，临睡前生吃；

3. 肺虚者：可吃百合汤或白木耳；

4. 五志之火者：可吃绿豆粥或绿豆汤。

利咽饮

【配方】

蝉蜕 15 克，薄荷 6 克，生甘草 6 克，莱菔缨 4 克，鸭跖草 3 克，玄参 3 克，木蝴蝶 2 克。

【主治】

慢性咽炎。

【用法用量】

每日 1 剂，用开水冲泡 10 分钟后，代茶饮用。

【方解】

1. 薄荷疏散风热，清利咽喉；

2. 莱菔缨性味辛苦温，功能清咽和胃；

3. 鸭跖草性味甘寒，有清热解毒的功效；

4. 木蝴蝶有清肺开音的效用；

5. 玄参为滋阴凉血、清热解毒之品；

6. 蝉蜕配伍上述药物来治疗咽喉肿痛，因其有疏风热、利咽喉的作用；

7. 生甘草泻火解毒，润肺祛痰。

【加减】

1. 恶心胸闷者：加合欢皮、青皮、陈皮；

2. 发热头痛、微恶风寒者：加麻黄、紫苏叶；

3. 痰多黄稠、咽痒甚者：加射干、

金银花；

4. 气虚者：加黄芪、凤凰衣。

【特别说明】

慢性咽炎为上呼吸道长期慢性感染或长期应用刺激性食物等所致，治疗以清热利咽、滋阴润肺为则。本方诸药合用，共奏清热解毒、清肺利咽、滋阴润肺之功效。

【禁忌】

治疗期间忌烟戒酒，禁食辛辣刺激之物。

喉痹溶液

【配方】

法半夏30克，生甘草30克，桔梗30克，苦酒100毫升，鸡蛋清4枚。

【主治】

慢性咽炎。

【用法用量】

1. 将前3味研细末，放入苦酒中浸泡1日；

2. 兑入鸡蛋清搅匀即成喉痹溶液；

3. 每日3次，每次30毫升，噙咽之；

4. 10日为1个疗程。

【方解】

1. 鸡蛋清滋阴降火，润燥利咽；

2. 桔梗开提肺气，引苦泄之品上达咽喉；

3. 半夏涤痰散结；

4. 半夏得蛋清利窍通声，得苦酒辛开苦泄；

5. 苦酒散瘀敛疮，消肿止痛；

6. 生甘草清热解毒；

7. 苦酒得甘草酸甘化阴，濡润其燥；

8. 频频噙咽，使药力直达病所，则瘰痰可瘳。

【特别说明】

慢性咽炎属中医学"虚火喉痹"之范畴，多因外邪侵袭日久，致肺、肝、肾三脏受损，虚火上扰，灼津为痰，阻塞经络，气滞血瘀，痰、气瘀聚于咽部而发病。张仲景云："少阳病，二三日，咽痛者，可与甘草汤。不差者，与桔梗汤""少阳病，咽中伤，生疮，不能语言，声不出者，苦酒汤主之。"本液剂为桔梗汤与苦酒汤之合方。

【禁忌】

治疗期间忌烟戒酒，禁食辛辣刺激之食物。

外耳湿疹

羊须膏

【配方】

山羊须6克，荆芥6克，大枣6克，烧存性，入轻粉1.5克。

【主治】

耳部湿疹（亦称旋耳疮）。

【用法用量】

1. 上药共为极细粉末，加清香油适量，调为糊状，装瓶备用；

2. 先用温开水将局部清洗干净，再用上膏搽涂，每日2次或3次，一般3日即可痊愈。

【方解】

荆芥祛风解表。

【特别说明】

耳部湿疹，好发于耳窝及耳前部等，局部表现为潮红、糜烂、渗液、结痂及裂隙瘙痒，小儿多见。本方出自《太平圣惠方》，主治"小儿疳疮""羊须疮"。现应用于治疗耳部湿疹，取得了较满意的效果。

【禁忌】

治疗期间禁用腥辣、烟酒之物。

耳郭浆液性软骨炎

盐石甘油

【配方】

食盐8克，苯酚2毫升，甘油100毫升。

【主治】

耳郭浆液性软骨炎。

【用法用量】

按以上比例，先将食盐加入装有甘油的烧杯中，于电炉上加温，不断用玻璃棒搅拌至食盐溶解为止，一般需要20~30分钟，冷却后再加入苯酚，装瓶备用。患部常规消毒后，先抽尽病灶中所积聚的液体，再注入盐石甘油0.1~0.2毫升，如日后病灶再度隆起，4至7日后可进行第2次治疗，至病愈为止。

【方解】

1. 食盐性味甘、咸、寒，无毒，《本草纲目》载"治一切虫伤疮肿火灼疮，长肉补皮肤……"又治一切脚气，金疮血出，疮癣痒痛，一切漏疮、臁疮经年，溃痈作痒等症；

2. 苯酚为常用的杀菌药，作用于细菌，可使菌体蛋白变形而发挥杀菌效果；

3. 由于苯酚对组织穿透力强，局部应用浓度高，能引起组织损伤甚至坏死，本方中与甘油混合，以削弱其刺激性。

【特别说明】

耳郭浆液性软骨炎又称耳郭假性囊肿，浆液性软骨炎是耳郭上局限性隆起，先发生于上部，逐渐弥大、微痛、灼热，有痒感。按压患处有弹性感，无触痛。在暗室中透照检查，可见肿胀处透光，故与血肿有别。患处穿刺，可抽出淡黄色液体，偶有少许血液。本病属中医学"耳郭流痰"之范畴。

本方3药混合应用，具有消炎止痛、收敛生肌之功效。

【禁忌】

1. 盐石甘油制成后必须用高压灭菌后方可使用；

2. 治疗中必须无菌操作，谨防感染。

化脓性中耳炎

蛇甲散

【配方】

蛇蜕10克，穿山甲（代）10克，白矾2克。

【主治】

化脓性中耳炎。

【用法用量】

1. 将两药用火煅成炭，加入白矾，同研细粉，装瓶备用；

2. 用3%过氧化氢洗净耳腔脓液；

3. 用生理盐水冲洗耳腔；

4. 用干棉签擦干，用麦秆将药粉吸入耳腔；

5. 早、晚各1次，一般3~5日即可痊愈。

【方解】

1. 蛇蜕性味咸甘平，具有祛风解

表的作用；

2.白矾外用有收敛燥湿止痒之功，常用于中耳炎、湿疹等；

3.穿山甲（代）性味寒咸，有活血祛瘀、消肿排脓之效。

【特别说明】

化脓性中耳炎属中医学"耳底""脓耳"之范畴。本病多因肝胆、三焦蕴热，复感外邪，风热上扰，凝聚于耳底，蕴久化腐成脓，经气阻塞，不通则痛，耳窍不通则司听失聪。

治宜清热解毒，疏风解表，消肿排脓。

【禁忌】

治疗期间忌烟戒酒，不宜食用油腻、腥味、易发之物。

耳源性眩晕

镇眩汤

【配方】

生龙骨 30 克，生牡蛎 30 克，茯苓 12 克，当归 12 克，白芍 12 克，桂枝 10 克，炙甘草 10 克，川芎 10 克，白术 10 克，生地黄 10 克。

【主治】

眩晕、颈椎病、高血压病、梅尼埃病、心脏神经官能症、直立性调节障碍、经前期紧张症、心瓣膜病、冠心病、更年期综合征、血管性头痛、前庭神经受损、脑源性眩晕等。

【用法用量】

1.将上药加水煎成汤剂，过滤去渣，待用；

2.每日 1 剂，分 2 次口服，10 剂为 1 个疗程，直至症状消失。

【方解】

1.四物汤出自《太平惠民和剂局方》，具有补血调血之功用，主治惊悸头晕、目眩耳鸣、唇爪无华等；

2.镇眩汤为苓桂术甘汤合四物汤加生龙骨、生牡蛎组合而成；

3.苓桂术甘汤出自《伤寒论》，具有健脾渗湿、温化痰饮之功效，主治胸胁胀满、眩晕心悸等；

4.生龙骨、生牡蛎有镇肝潜阳之功。

【特别说明】

眩晕之症临床常见，常以肝阳上

虚，痰浊阻遏，气血亏虚，肾精不足进行分型论治。本方集诸法之大成，具有息风、化痰、补虚之功。一方多用，可治疗多种疾病所致的眩晕，以眩晕、心悸、多梦易惊，或耳鸣少寐、胸胁胀满、气短而咳、水肿、舌淡、脉弦、弦细为辨证要点，但不必悉具。眩晕伴贫血是本方最合适的适应证。

平眩汤

【配方】

泽泻40克，丹参30克，赭石30克，磁石30克，白术30克，天麻15克。

【主治】

耳源性眩晕症。

【用法用量】

每日1剂，水煎2次，先后分2次服用。

【方解】

1. 丹参活血养血，通络安神，具有扩张血管、增加血流灌注量、促进体液循环的功效；

2. 泽泻、白术具有健脾利水、燥湿祛痰之功，现代药理研究证明，泽泻、

白术具有明显的利尿作用；

3. 磁石平肝息风定眩；

4. 天麻息风镇痉平眩；

5. 赭石重镇平肝，降逆止呕，具有镇静中枢神经的作用。

【加减】

1. 呕吐剧烈者：加半夏；

2. 失眠者：加酸枣仁；

3. 气血亏虚者：加黄芪、党参；

4. 耳鸣耳聋较重者：加石菖蒲；

5. 自汗多者：加龙骨、牡蛎；

6. 热甚者：加龙胆；

7. 肾阴不足者：加五味子；

8. 肝阳上亢者：加钩藤。

【特别说明】

耳源性眩晕症是以突发性眩晕、恶心、呕吐、耳鸣、听力降低为主的内耳综合症状，检查时每伴有发作性眼球震颤，属于中医学中"眩晕"之范畴。中医学认为，此症主要是脾运失职，痰湿水饮内停，上蒙清窍而成。现代医学主张镇静、扩张血管与利水的治疗。中医学则用健脾燥湿、行水祛痰、平肝息风的原则论治。

全方合用，共奏健脾燥湿、利水祛

痰、平肝息风、眩平呕止之功，对耳蜗之微循环的改善，内耳膜迷路水肿的解除，有积极的治疗意义。

鼻炎、鼻窦炎

疏风活血冲剂

【配方】

当归 600 克，川芎 500 克，荆芥 500 克，桂枝 500 克，防风 500 克，甘草 300 克。

【主治】

过敏性鼻炎。

【用法用量】

1. 将上药混合磨碎，煎汁浓缩加糖制成冲剂；

2. 用袋包装，每袋 9.66 克；

3. 每日 3 次，每次冲服 1 袋，10 日为 1 个疗程。

【方解】

1. 当归活血补血；

2. 川芎活血祛瘀；

3. 荆芥、桂枝、防风均有祛风解表之效；

4. 甘草泻火解毒，调和诸药；

5. 全方合用，共奏活血化瘀、疏风解表之功效。

【特别说明】

过敏性鼻炎又称变态反应性鼻炎，往往突然发作。

以流清涕、喷嚏多、鼻痒为主要特征，多由风邪袭表，阻遏气机，肺卫不宣，气血壅滞，导致气窍不利。因此，治疗上应祛风活血，改善局部血供，消除鼻黏膜的充血、水肿。服药期间嘱病人多食蔬菜瓜果，以保持大便通畅。

【禁忌】

治疗期间，低盐饮食，禁油腻、辛辣刺激物。

酒渣鼻

脂银膏

【配方】

陈猪脂油、水银、硫黄、大黄 4 味等份适量。

【主治】

酒渣鼻。

【用法用量】

1. 将硫黄、大黄粉碎为细末混匀；

2. 把陈猪脂油用微火化开；

3. 将混匀的硫黄、大黄细末放入陈猪脂油中；

4. 用唾液把水银研开，呈细小颗粒状；

5. 待油温凉凉不结时，把水银倾入药油液中成膏，储瓶备用；

6. 用温水、香皂洗净患部，每日早、晚 2 次涂脂银膏，至痊愈。

【方解】

1. 硫黄、水银是杀死毛囊蠕行螨的特效药，其杀菌力极强；

2. 配以陈猪脂油则有固定药物、延长药效、杀菌虫之用；

3. 大黄苦寒，泻热杀虫；

4. 诸药相伍，具有清胃肠之热、泻肺火之效。

【特别说明】

1. 酒渣鼻又名"玫瑰痤疮"，是一种好发于面部中央的慢性炎症皮肤病，一般认为由螨虫感染所致，故又称为螨虫性皮炎，治疗以杀灭螨虫为主；

2. 所谓陈猪脂油即猪板油上品，以悬挂风吹至少 1 年为度，时间越久越好。

【禁忌】

用药期间禁辛辣，忌酒色。

扁桃体炎

乳蛾散

【配方】

麝香、珍珠、蟾酥、僵蛋 4 味等份适量。

【主治】

急、慢性扁桃体炎。

【用法用量】

1. 上药研细末混匀后装瓶密封备用；

2. 症轻者将药粉置于一角钱硬币大小的医用胶布中心，贴于下颌角处，5日取下可见少量淡黄色分泌物即可；

3. 1次用药不超过0.5克；

4. 症重者先用三棱针刺扁桃体红肿处，使其出紫血，将喉症散均匀吹于患部，再按上法贴药治疗。

【方解】

1. 僵蚕具有疏散风热之功，解毒消肿；

2. 蟾酥为喉科止痛之药；

3. 珍珠擅能祛瘀拔毒；

4. 麝香辛香芳烈，善于走窜，开窍通闭，消肿止痛；

【特别说明】

急、慢性扁桃体炎，中医学称为"乳蛾"，本病多因肺胃之上升，风热之邪外侵，风火相搏，挟痰凝滞而成，或因过食辛辣、烟酒，热毒蕴结而生。用三棱针点刺扁桃体红肿处放血，用以泄热消肿，使气血通利。扁桃体炎为腭扁桃体的急慢性非特异性炎症，往往伴有程度不同与范围不一的急慢性咽炎，是一种常见的咽喉疾病。

全方既能使气血通利，热邪外泄，又能祛瘀拔毒，迅速达到消肿止痛，使病速愈之目的。

【禁忌】

治疗期间忌服辛辣、烟酒、油腻之物。

唇炎

生肌止痒散

【配方】

白矾6克，赤石脂6克，滑石6克，制没药6克，冰片1克。

【主治】

药物性唇炎。

【用法用量】

1. 将白矾、赤石脂、滑石、制没药研成细末后，和冰片研匀，装入瓶内密封；

2. 先用生理盐水局部消毒；

3. 再根据皮损面积，外扑适量干药粉，外贴适当敷料；

4. 早、晚各换药 1 次。

【方解】

1. 白矾外用有收敛燥湿止痒之功;

2. 滑石清热收湿;

3. 制没药止痛消肿, 去腐生肌;

4. 赤石脂有生肌收口的作用;

5. 冰片外用消肿止痛, 防腐止痒。

【特别说明】

唇炎又称剥脱性唇炎、慢性恶化性唇炎, 以唇黏膜红肿、糜烂、皲裂、脱屑为主要特征, 中医学称之为"唇风"。

药物性唇炎属中医学"湿毒疮"范畴。因磺胺甲氧嗪过敏多固定在口唇周围及外生殖器, 中医学认为, 药物过敏后, 脾胃损伤, 湿热内生, 蕴藏于肝, 循经上泛口唇, 浸淫肌肤所致。治宜清热除湿, 收敛止痒, 祛腐生肌, 消肿止痛。

本方诸药配伍, 制成散剂, 将其直接接触创面, 使溃烂处迅速湿敛肌生, 清热止痒, 皮肤干燥而愈。

【禁忌】

治疗期间忌食辛辣之物。

口腔溃疡

养阴清热汤

【配方】

生地 15 克, 熟地 15 克, 桔梗 12 克, 白芍 12 克, 女贞子 12 克, 玄参 12 克, 山药 12 克, 黄芩 12 克, 丹皮 12 克, 地骨皮 12 克, 生甘草 12 克, 天冬 10 克, 麦冬 10 克, 栀子 10 克。

【主治】

复发性口疮, 口腔扁平苔藓, 干燥综合征, 白塞氏综合征, 盘状红斑狼疮属阴虚火旺型者。除局部病损外,

常伴有口燥咽干, 口渴喜冷饮, 头晕目眩, 心烦急躁, 手足心热, 失眠多梦, 腰膝酸软, 便干尿黄, 舌质偏红或舌尖红, 舌苔薄黄, 脉细弦或细数等症状。

【用法用量】

水煎服, 每日 1 剂, 分 2 次服。

【方解】

1. 本方由六味地黄汤和甘露饮化裁而成;

2. 玄参滋阴降火, 解毒散结;

3. 山药补脾益肾;

4. 黄芩、栀子苦寒清热燥湿, 降

火除烦；

5. 桔梗清热利咽，载药上行；

6. 白芍柔肝养血；

7. 生地、熟地、女贞子、天冬、麦冬补益胃肾之阴，润肺生津，养血填精，滋阴凉血；

8. 地骨皮清热凉血，透除虚热；

9. 丹皮清肝胆之火，凉血活血；

10. 生甘草清热解毒，调和诸药。

【加减】

1. 临证时可选用知母、黄柏加强滋阴降火之力，并清中下焦之热；

2. 加茯苓、泽泻以增加健脾淡渗利湿之效；

3. 加生龙骨、生牡蛎以加强平肝潜阳收敛之功；

4. 加升麻升举清阳并解毒。

【特别说明】

本方养阴与清热相辅相成，滋阴血而清热，阴得滋而火降，液得润而燥除，滋阴与清热并施，是攻补结合、标本兼治的有效方法。

牙痛

牙仙丹

【配方】

玄参30克，生地黄30克。

【主治】

牙痛。

【用法用量】

每日1剂，水煎口服。

【方解】

1. 生地黄清热凉血生津，能灭无根之焰；

2. 玄参能泻浮越之火，现代药理研究证明，其对铜绿假单胞菌有较强的抑制作用；

3. 两味药中寓泻于补，故虚实之火投之效佳。

【加减】

1. 门牙上下四齿痛者，为心包之火：加黄连；

2. 门牙旁上下四齿痛者，为肝经之火：加炒栀子。

【特别说明】

牙痛是口齿科疾病的常见症状之一，无论是牙齿或牙周的疾病都可发生牙痛。牙痛原因很多，表现不尽相同。牙痛之由，责之于火，而火分虚实，据牙痛部位不同，则分经有别。心包、胃经多属实火，肝、脾、肺、肾经之火多属虚火。

临证应用只要各经之火辨证准确，无不药到病除。

【禁忌】

治疗期间不宜食硬、生、冷及过热之物。

牙痛散

【配方】

生石膏40克，白芷20克，黄连20克，川芎20克，细辛3克。

【主治】

智齿冠周炎。

【用法用量】

1. 以上药物粉碎成细粉，过7号筛，混匀；

2. 按5克1小瓶分装密封保存，

每日3次，每次5~10克，温水送服，5日为1个疗程。

【方解】

1. 白芷辛散祛风，温燥除湿，芳香通窍，善能止痛，又可消肿排脓；

2. 生石膏清泄胃火，常用于胃火亢盛所致的头痛、齿痛、牙龈肿痛等；

3. 细辛止痛力强，对头痛、齿痛有较显著的疗效；

4. 黄连为清热燥湿、泻火解毒之要药；

5. 川芎功在活血行气，祛风止痛。

【特别说明】

智齿冠周炎属中医学"胃火齿痛"之范畴。五味合用，共奏清热燥湿、泻火解毒、祛风止痛之功效。口服牙痛散期间，每日用生理盐水或3%的过氧化氢溶液冲洗局部1次。

【禁忌】

本方孕妇、产妇忌用。

失声

温肺复音汤

【配方】

南沙参20克，黄芪20克，干姜10克，百合10克，杏仁10克，当归10克，桔梗10克，细辛5克，炙甘草3克。

【主治】

失声。

【用法用量】

每日1剂，水煎，分2次口服。

【方解】

1. 当归、百合温润肺体；

2. 细辛、干姜温肺阳；

3. 杏仁、桔梗一降一升，使肺得清肃；

4. 南沙参、黄芪补肺气；

5. 炙甘草调和诸药，配伍细辛、干姜，而辛甘化阳。

【加减】

1. 咳嗽者：加款冬花、紫菀；

2. 肺有郁热者：加地骨皮、黄芩；

3. 寒甚重者：用干姜，加桂枝；

4. 兼恶风寒者：少佐防风、生姜。

【特别说明】

失声，《黄帝内经》称为"喑"或"无音"，以说话时声音嘶哑，或不能出声为其特征。其病位在喉咙及声道，而为肺所主，病机在于咽喉之会厌开阖失常，声道不利。因失声为肺中虚寒之征，故采用温肺之法治疗。本方诸药共用，共奏温肺益气、温润复声之效。

【禁忌】

治疗期间忌用寒凉之物。

舌下腺囊肿

一捻金灵方

【配方】

党参6~10克，连翘6~10克，甘草6~10克，大黄5~10克，牵牛子3~6克，黄连3~6克，槟榔3~5克，淡竹叶3~5克。

【主治】

舌下腺囊肿。

【用法用量】

1. 每日1剂，加水煎，分2次口服；

2. 另用冰硼散吹囊肿处，每日3~4次。

【方解】

1. 大黄、牵牛子、槟榔泻下解毒；

2. 淡竹叶清心火而除烦热。

【加减】

1. 口渴者：加生地黄、莲子心；

2. 发热者：去党参，加栀子；

3. 疼痛者：加牡丹皮、丹参；

4. 小便赤热者：加木通。

【特别说明】

舌下腺囊肿中医学称"痰包""重舌""蛤蟆肿"，主要是由于舌下腺或颌下腺的导管被阻塞，或者在导管破裂后分泌物外渗形成的囊肿。治宜清泻蕴热，涤除积滞，通畅血脉。

【禁忌】

大黄、牵牛子泻下作用强，若大便已通，即可减轻药量，或不用大黄。

闪辉性暗点症

通窍活血汤

【配方】

川芎 30 克，桃仁 20 克，赤芍 15 克，红花 15 克，鲜姜 12 克，大枣 7 枚，老葱 3 根，麝香 0.15 克。

【主治】

闪辉性暗点症。

【用法用量】

1. 桃仁研泥，鲜姜、老葱切碎，大枣去核；

2. 将前 7 味药放入砂锅内，加冷水 500 毫升文火煎煮；

3. 沸后再煎 30 分钟，药液煎至 200 毫升为止；

4. 随后倒入备用碗里，药渣再加水 300 毫升；

5. 煎法同上，煎得药液 100 毫升，弃渣；合并 2 次药液备用；

6. 每日 1 剂，分早、晚 2 次温服；服药时用黄酒 100 毫升（加热）为引；麝香冲服；连服 6 剂为 1 个疗程。

【方解】

1. 赤芍、桃仁、红花、川芎活血祛瘀；

2. 麝香气味芳香，善于走窜，能开窍通络，活血散结；

3. 大枣补脾胃，养血安神；

4. 老葱、鲜姜发汗解表。

【禁忌】

孕妇忌服。

第六章　皮肤科疾病

皮肤结核

狼毒白及膏

【配方】

狼毒 100 克，白及 50 克。

【主治】

皮肤结核。

【用法用量】

1. 共为细末，过 120 目筛，加凡士林调成 30% 的软膏备用；

2. 常规消毒皮损部位，视皮损范围大小将药膏均匀涂于纱布上约 0.2 厘米厚，贴敷患处；

3. 隔日换药 1 次，2 个月为 1 个疗程。

【方解】

1. 白及甘、苦、寒、凉，性涩而收，善生肌敛疮，主治劳伤咯血、痈疽肿毒；

2. 狼毒辛、苦，有毒，功善杀虫止痒，古人谓其主治瘰疬、恶疮、癣疥等疾；

3. 两药为伍，外可祛坏死之腐肉，内可生肌敛疮，从而促进疮面愈合。

【特别说明】

皮肤结核是结核杆菌感染皮肤引起的，其传染方式无外乎外感染及内感染，发病诱因是人体抵抗力下降，结核杆菌通过血液和淋巴回流感染皮肤而发生，属于中医学"瘰疬"等范畴，俗称"鼠疮""老鼠串"。皮肤结核后期常为日久气阴两虚，营气不从，卫气不固，局部失养，经久不愈，也有因平素气血亏虚，外感毒邪或创伤，致使"两虚相得，乃客其形"而发者。局部脓水浸淫，坏死溃烂是疮面不能速愈的重要原因。敷用本方期间，部分病人局部皮肤有轻度瘙痒感，但对皮肤无刺激或其他损害。

褥疮

溃疡速愈散

【配方】

青黛 50 克，儿茶 30 克，赤石脂 30 克，玳瑁 30 克，乳香 30 克，冰片 20 克，麝香 1 克。

【主治】

褥疮。

【用法用量】

1. 合研极细粉末装瓶备用；

2. 溃疡创面先用苯扎溴铵（新洁尔灭）消毒后，将药粉均匀撒入溃疡面，每日换药1次或隔日1次；

3. 加强护理，每隔2小时翻身1次，骨头突出部位要加垫圈。

【方解】

1. 乳香活血止痛，消肿生肌；

2. 玳瑁清热解毒；

3. 麝香活血消肿，散结止痛；

4. 赤石脂生肌收口；

5. 儿茶收湿敛疮，止血；

6. 冰片消肿止痛，防腐止痒；

7. 青黛清热解毒。

【特别说明】

褥疮为压迫性溃疡，病变可累及皮肤、皮下组织、肌肉和骨骼，多见于瘫痪病人或长期卧床的病人，属中医学"席疮""印疮"范畴。

本方诸药合用，共奏活血化瘀、祛腐生肌、固涩敛口之功效。治疗期间经常让病人翻身，防止溃疡面受压和摩擦，保持病人被褥清洁，体表卫生，经常消毒灭菌，给病人创造舒适的条件，使病人心情舒畅，以增强身体的抗病能力，促使褥疮快速愈合。

阑尾周围脓肿

肠痈合剂

【配方】

败酱草15克，虎杖15克，紫花地丁15克，蒲公英15克，金银花15克，芒硝15克，冬瓜子15克，牡丹皮12克，大黄12克。

【主治】

阑尾周围脓肿。

【用法用量】

1. 称取上药5~10剂，熬成浓缩药汤，使每剂量达100毫升，加入防腐剂，用盐水瓶分装备用；

2. 每次50毫升，每日服2次，用开水冲后温服，小孩酌减。

【方解】

1. 牡丹皮、金银花、败酱草、紫花地丁均为清热解毒、消痈排脓、活血行瘀之品；

2. 蒲公英煎剂对金黄色葡萄球菌和皮肤真菌有抑制作用；

3. 冬瓜子性味甘寒，具有利水消肿、排脓之功；

4. 虎杖清热解毒，利湿止痛；

5. 大黄、芒硝泻热通便，大黄牡丹汤为近年来临床治疗急性阑尾炎之要方；

6.《金匮要略》中薏苡附子败酱散，即薏苡仁、附子、败酱草，专治肠痈有脓。

【特别说明】

急性阑尾炎未经及时治疗并发腹腔脓肿，在阑尾周围形成的脓肿为阑尾周围脓肿。临床表现有腹胀、腹痛、腹膜刺激征象，压痛性包块和全身感染中毒症状等，属中医学"肠痈"范畴。中医学认为，由于气滞蕴热，进而发展为血毒热壅盛，热盛肉腐则成脓，故宜清热解毒，活血化瘀，通里攻下。

本方由大黄、牡丹皮、芒硝、冬瓜子组成，诸药相伍，共奏清热解毒、活血化瘀、消肿排脓、通里攻下之功用，对阑尾周围脓肿具有显效，且无明显不良反应。

荨麻疹

消荨汤

【配方】

葛根 30 克，蝉蜕 20 克，桑白皮 15 克，白芷 10 克，竹叶 10 克，白藓皮 10 克，苦参 10 克，栀子 10 克，地骨皮 10 克，大黄 2~3 克。

【主治】

荨麻疹。

【用法用量】

1. 将药物用冷水浸泡 1 小时，浸透后煎煮；

2. 首煎沸后文火煎 40 分钟，二煎沸后文火煎 20 分钟；

3. 煎好后两煎混匀，总量以 250~300 毫升为宜，每日 1 剂，分 2 次温服。

【方解】

1. 地骨皮、桑白皮、白藓皮清宣肺卫；

2. 大黄泻火通便解毒，使邪从后阴而去；

3. 蝉蜕、白芷祛风止痒；

4. 葛根调理肌腠，退热散风；

5. 栀子、苦参、竹叶清心热而利小便；

6. 综观本方，有祛风止痒、清热解毒、和调营卫的作用。

【加减】

1. 风毒盛（感染）、身热头痛，瘙痒，局部溃破流水，脉弦数，舌质红者：加双花、蒲公英、地丁以祛风清热解毒；

2. 舌苔薄白者：加生地、丹皮、薄荷以祛风清热；

3. 风湿盛疹色瘀红，遇冷或受潮湿加重，脉浮缓，舌质淡，苔白腻者：加苍术、黄柏以祛风利湿。

【特别说明】

本方大黄用量必须斟酌使用，随症加减。

如便秘，身热，口渴，脉数，大黄可用 10~30 克，以荡热解毒。

地防汤

【配方】

地肤子 30 克，何首乌 30 克，益母草 15 克，荆芥 10 克，防风 10 克。

【主治】

荨麻疹。

【用法用量】

每日 1 剂，水煎成汤分 2 次服，每次加入红糖 15 克。

【方解】

1. 何首乌性微温，味苦涩，有补肝肾、益精血、润肠通便、解疮毒之效；

2. 地肤子性寒味苦，具有清热利湿之功；

3. 益母草为活血调经、利尿之品；

4. 荆芥、防风具有祛风解表的作用；

5. 诸药合用，共奏祛风燥湿、清热解毒、益精养血之功效。

【特别说明】

服药后需避风，以微发汗为佳。

扁平疣

乌蛇祛风汤

【配方】

白芷 10 克，羌活 10 克，乌蛇 10 克，黄芩 10 克，银花 10 克，荆芥 10 克，防风 10 克，连翘 10 克，黄连 8 克，生甘草 6 克，蝉衣 6 克。

【主治】

扁平苔癣，以及慢性荨麻疹，泛发性神经性皮炎，皮肤瘙痒症，结节性痒疹等顽固瘙痒性皮肤病。

【用法用量】

水煎服，每日 1 剂，2 次分服。

【方解】

1. 重用风药疏风透邪，防风、白芷、荆芥、羌活辛能散透，辅助乌蛇、蝉衣，使久郁之邪复从肌表外驱；

2. 用虫类药搜剔隐伏之邪，乌蛇甘平无毒，善行走窜，蝉衣甘寒灵动透发，两药配伍，相辅相成，以搜剔隐伏之邪；

3. 配用黄连、连翘、黄芩、银花以清解郁热，生甘草既能调和诸药，

又有清热解毒之功效。

【特别说明】

扁平苔癣属于中医"乌癞风"或"紫癜风"范畴，临床上典型损害可见多角形表面常有光泽之紫红色扁平丘疹，其大小从针头大至黄豆大小，往往多发，皮疹成片呈苔癣化。医学上认为本病多由风湿蕴聚，郁久化毒，阻于肌腠，气滞血瘀所致，治疗原则以搜风燥湿、清热解毒为主。

凡属风邪久羁，郁久化热之证，舌质红，苔黄而腻者均可使用本方。

本方诸药相合，配伍默契，功效颇著。

肢体疣自擦剂

【配方】

地肤子 150 克，白矾 50 克。

【主治】

扁平疣。

【用法用量】

1. 将地肤子加水 1000 毫升，煎至约 300 毫升后去渣；

2. 加入白矾 50 克，溶化冷却装入瓶内备用；

3. 用棉球蘸擦剂在患处稍用力涂擦，使局部红润，不要漏掉任何患处；

4. 每日擦药 3~6 次，15 日为 1 个疗程。

【方解】

1. 地肤子苦寒降泄，能清利下焦湿热，现代药理研究证明，本品水浸剂（1:3）在试管内对多种皮肤真菌均有不同程度的抑制作用；

2. 白矾性味酸寒，外用有收敛燥湿止痒之效；

3. 临床常将上述两味药物煎汤外洗治疗皮肤湿疮，今将其改为擦剂，治疗扁平疣有良效。

【禁忌】

治疗期间禁用化妆品。

黄褐斑

消斑汤

【配方】

珍珠母 30 克，青葙子 21 克，鸡血藤 21 克，丹参 15 克，茵陈 15 克，白菊花 12 克，浙贝母 12 克，茯苓 12 克，红花 9 克，杭白芍 9 克。

【主治】

黄褐斑。

【用法用量】

1. 上药加水煎成汤剂；

2. 每日 1 剂，分 2 次口服；

3. 半个月为 1 个疗程，应用 4~5 个疗程。

【方解】

1. 茵陈、青葙子、白菊花、珍珠母、杭白芍泻热和阴；

2. 茯苓、浙贝母化痰和络；

3. 丹参、红花、鸡血藤活血养血；

4. 诸药合用，共奏调理脏腑气血、荣颜祛斑之功效。

【加减】

1. 心烦失眠者：加首乌藤、莲子心；

2. 肝郁气滞明显者：加夏枯草、柴胡；

3. 热象明显者：加牡丹皮、赤芍；

4. 四肢倦怠者：加薏苡仁、当归；

5. 月经不调者：加益母草；

6. 胸肋胀闷者：加郁金、柴胡。

【特别说明】

黄褐斑又称蝴蝶斑、肝斑，呈现淡褐色，呈片状，斑片大小不一，边界清晰，形状不规则，不高出皮肤，常见于面部，对称于两颊，主要原因与内分泌、女性荷尔蒙失调有关。治宜泻热和阴，化痰通络，养血活血。

【禁忌】

治疗期间需情志舒达，忌食含色素类食物。

祛斑煎

【配方】

玉竹 30 克，菊花 15 克，蚕蛹 15 克，僵蚕 15 克，薄荷 12 克。

【主治】

黄褐斑。

【用法用量】

每日 1 剂。轻者当茶泡饮，重者煎服，长期服用，直至痊愈。

【方解】

1. 僵蚕所含蛋白质有刺激上皮脂腺、调节性激素分泌的作用，对女性的性激素分泌失调引起的黄褐斑有一定疗效，蚕蛹与僵蚕的作用相仿；

2. 菊花疏散风热，清热解毒，平肝阳；

3. 玉竹质柔而润，长于养阴，补而不腻，适于内热燔灼，耗伤肺胃阴液的症候；

4. 薄荷疏散风热兼疏肝解郁；

5. 全方具有疏肝解郁、平肝阳、疏散风热、化痰散结、养阴生津之功。

【加减】

若加桃仁、红花，则兼有活血化瘀之力，治皮肤黄褐斑药证合拍而收效。

【禁忌】

治疗期间避免精神刺激。

痤疮

凉血清肺饮

【配方】

生石膏 30 克，白花蛇舌草 30 克，生地 15 克，生山楂 15 克，虎杖 15 克，生甘草 13 克，元参 12 克，川石斛 12 克，桑白皮 12 克，寒水石 12 克，黄芩 9 克。

【主治】

脂溢性皮炎，痤疮，酒糟鼻。

【用法用量】

1. 先将上药用水浸泡 30 分钟，再煎煮 30 分钟，每剂煎 2 次，将 2 次煎出的药液混合；

2. 每日 1 剂，分 2 次服，2 周为 1 个疗程，根据病情可连续用 3~4 个疗程。

【方解】

1. 生石膏、生地、白花蛇舌草、元参、川石斛可以养阴清热；

2. 生山楂清除肠胃湿热积滞。

【加减】

1. 鼻翼潮红者：加制大黄、苦参片；

2. 病者皮疹糜烂及伴油腻性脱屑者：加茵陈、生薏苡仁；

3. 大便干结者：加全栝楼、积实；

4. 皮损呈结节囊肿者：加益母草、莪术。

【特别说明】

痤疮好发于青春发育期男女和成年后的男子。现代医学认为多与激素代谢紊乱有关，从中医辨证来看，患者多表现为阴虚湿热。在服用此方治疗的同时，在饮食上忌食辛辣，少食油腻和甜食，多食蔬菜和水果，保持大便通畅，局部经常用硫黄肥皂洗涤，这是防治的重要环节。

手足癣

鹅灵方

【配方】

水杨酸 15 克，蛇床子 10 克，黄柏 6 克，生大黄 6 克，土荆皮 6 克，樟脑 3 克，75% 乙醇 500 毫升。

【主治】

手癣。

【用法用量】

1. 先将黄柏、蛇床子、土荆皮、生大黄碾碎，同水杨酸、樟脑一起放入乙醇中，浸泡 24 小时后滤渣备用；

2. 用时选塑料袋 1~4 个，每个倒入上述配制好的溶液 100~150 毫升，将患手或足放在该药液中浸泡 50~60

分钟即可。

【方解】

1. 黄柏、生大黄、土荆皮清热燥湿，活血润燥；

2. 蛇床子、樟脑祛风杀虫止痒；配合水杨酸杀灭真菌，促进角化，剥离病灶；

3. 取 75% 乙醇活血消毒，引药力直达病所，因该方药力峻猛，渗透力强，且能拔除病根，故疗效灵验。

【特别说明】

手癣，中医学称之为"鹅掌风"，足癣俗称"脚气"，本病生于指端的层面、掌心指（趾）甲、足趾、趾间和足底。局部奇痒，生小水疱，或鳞屑，或糜烂，或皮肤增厚，干燥皲裂，侵犯指（趾）甲，则致指（趾）甲变厚、变脆，变为灰白色，易碎。反复发作，经久难愈。中医学认为，本病多由湿热毒邪蕴结，久则血热燥生风所致。治宜清热燥湿，化瘀润燥。此法为一次性治疗，浸泡时间一定要足（儿童酌减）。浸泡时，当局部有灼热感，浸泡后稍有肿胀，一般在 3 日内自行消退，无须处理。

【禁忌】

1. 消肿后局部即开始蜕皮，此时不要硬性撕剥，以防损伤感染；

2. 严重破溃者禁用本方。

公英地丁汤

【配方】

野菊花 30 克，蒲公英 15 克，茵陈 15 克，草薢 15 克，生地黄 15 克，紫花地丁 15 克，薏苡仁 15 克，滑石 15 克，甘草 6 克。

【主治】

足癣。

【用法用量】

每日 1 剂，煎汤内服，渣再煎为外洗之用。

【方解】

1. 紫花地丁、蒲公英、生地黄清热解毒；

2. 薏苡仁、茵陈、滑石、草薢有利水渗湿之功；

3. 野菊花有清热解毒之效；

4. 甘草泻火解毒；

5. 诸药相伍，共奏清热利湿、解毒杀虫之功用。

带状疱疹

胆雄散

【配方】

龙胆60克，雄黄30克，冰片10克，食醋适量。

【主治】

带状疱疹。

【用法用量】

1. 将上药研成细末；

2. 用适量食醋调匀装入瓶内加盖备用；

3. 患处用75%乙醇消毒后，用32号1寸长医针，绕病区4周，针尖向病灶平刺，视其范围确定针数；

4. 每日或隔日1次，刺后涂药，每日2次；

5. 红肿消失，疱疹呈痂或脱落为愈。

【方解】

1. 冰片外用消肿止痛，防腐止痒功专；

2. 雄黄解毒杀虫；

3. 龙胆为清热燥湿、泻火定惊之品；

4. 食醋具有消痈肿、散水气、杀邪毒之效。

【特别说明】

带状疱疹，中医学称为"缠腰火丹"或"蛇串疮"，多因情志不遂或肝胆火盛，内蕴湿热，外感毒邪而诱发。治宜清热利湿凉血，解毒理气止痛。

此方诸药合用，并直接外用于患处涂抹，具有清热燥湿、清火解毒、消肿止痒的功用。

【禁忌】

治疗期间忌食辛辣、酒及易发之物。

二黄膏

【配方】

柏树枝50克，雄黄15克，大黄15克，冰片3克麻油适量。

【主治】

带状疱疹。

【用法用量】

1. 将柏树枝烧灰，与雄黄、大黄共研极细末；

2. 麻油放在勺中用火加热，待沸后倒入上药混合之药末中；

3. 凉后放入冰片徐徐搅拌成稀糊状备用；

4. 将患处暴露，用药膏均匀地涂于皮损处，以不见皮损为度,外用敷料包扎；

5. 每日早、晚各换药 1 次，换药时先将旧药去净。

【方解】

1. 柏树枝具有清热解毒之功；

2. 雄黄对皮肤真菌有抑制作用，为治疗疮毒之要药；

3. 冰片外用有消肿止痛、防腐止痒之效；

4. 大黄具有很好的抗菌作用；

5. 加麻油适量以润肤护皮，促进药性渗透；

6. 全方共奏清热凉血、解毒消肿、抗炎止痛之功效。

急慢性湿疹

龙蚤清渗汤

【配方】

鲜生地 30 克，蚤休 30 克，白藓皮 30 克，地肤子 30 克，苦参 15 克，六一散 15 克，丹皮 15 克，赤芍 12 克，黄芩 10 克，炒山栀 10 克，龙胆草 10 克。

【主治】

急性湿疹，脂溢性皮炎，药物性皮炎等证属湿热型者。

【用法用量】

每日 1 剂，水煎 2 次，早、晚饭后各服 1 次。

【方解】

1. 鲜生地、丹皮、赤芍凉血活血；

2. 白藓皮、苦参、地肤子清热渗湿，祛风止痒；

3. 黄芩、蚤休、龙胆草、炒山栀、六一散清热利湿解毒。

【加减】

1. 苔黄舌绛,血热偏盛者：加玳瑁；

2. 渴喜凉饮，脉滑数者：加生石膏、知母；

3. 瘙痒剧烈者：加海桐皮、全蝎；

4. 药后大便溏薄者：加山药；

5. 大便干结者：加生大黄；

6. 局部皮肤大片潮红，或外布密集丘疹，红斑群集成片，灼热痒剧者：可将药渣煎汤待凉后，用口罩浸透药液冷湿敷于患处，以清热燥湿止痒。

【特别说明】

1. 本方主要针对因湿热俱盛，肝失疏泄而引起的各种急性皮肤病属湿热型者，故法取清热利湿，凉血解毒，祛风止痒，使邪热清彻，则病可告愈；

2. 使用本方应证属湿热型者方适宜。症见皮损肿胀、潮红、水疱、糜烂、渗出，并伴有胸闷、纳呆、小便短少、大便干结或溏，苔白腻或黄腻，脉滑数等。

湿疹散

【配方】

炉甘石粉、蛇床子、硫黄粉各等份。

【主治】

湿疹，荨麻疹。

【用法用量】

1. 将蛇床子粉碎过筛，三药混合即成湿疹散；

2. 用干净药棉蘸适量湿疹散涂于患处，每日 2~3 次。

【方解】

1. 硫黄粉外用解毒杀虫，与皮肤接触后形成硫化物，有软化表皮和杀真菌虫的作用；

2. 蛇床子具有燥湿杀虫、祛风止痒之效，药理研究证明，对皮肤真菌有抑制作用；

3. 炉甘石粉外用收湿生肌，现代药理研究认为，炉甘石粉有收敛抑菌作用，能使黏膜疮面形成薄膜，具有保护作用，既可防止外来刺激，又能抑制细菌繁殖；

4. 炉甘石粉、蛇床子、硫黄粉三药合用，药效协同，具有收敛、清热祛湿、抗炎、抗过敏的功效。

【特别说明】

本品不宜长期应用于全身大面积疮面。

肛门湿疹

解毒除湿汤

【配方】

当归30克，五倍子30克，苦参30克，土茯苓30克，芒硝30克，川花椒15克，大黄15克，艾叶15克，黄柏15克，甘草10克，冰片6克。

【主治】

肛门湿疹，炎性外痔，肛裂。

【用法用量】

1. 将前9味药（除芒硝外）置搪瓷盆内，加水3000毫升，浸泡10分钟；

2. 加热煮沸15分钟，加入芒硝、冰片，充分溶解后即可使用；

3. 上述药液趁热熏蒸患处（肛门距药液要近），待药液温度为40°C左右时，用毛巾蘸药液热敷，后坐浴至药凉，每日2~3次。

【方解】

1. 当归活血止痛；

2. 五倍子涩肠止泻，收敛止血；

3. 苦参祛风化湿；

4. 大黄攻积导滞；

5. 土茯苓利湿解毒；

6. 热熏坐浴使局部血管扩张，利于药物吸收。

【特别说明】

肛门湿疹、早期肛裂及炎性外痔属肛门疾病范畴，多为外感湿热之邪，侵及肛门肌肤，壅阻络脉，或因过食辛辣酒食，水湿内生，郁久化热而下迫肛门，阻塞气机导致。治以清热解毒、凉血燥湿为旨。

【禁忌】

治疗期间及愈后数日内应禁食辛辣之品，不要过度劳累。

疥疮

一涂消

【配方】

苍术30克，花椒30克，狼毒30克，白芷30克，荆芥30克，防风30克，蛇床子30克，苦参30克，绿豆30克，硫黄50克，白矾60克。

【主治】

疥疮。

【用法用量】

1.除硫黄外，上诸味共为细末，过200目筛；

2.再把硫黄加热化成液体，将药粉倒入，并充分拌匀，待凝固后再研成细粉，兑入凡士林搅匀为面团状，分成若干块（重约50克）备用；

3.先用温水(肥皂水更佳)洗净全身，而后用细纱布将配制好的药块包好，在炉火上加温致药液从布缝中渗出，用力往身上涂擦，先涂好发部位，再涂全身；

4.早、晚各涂1次，连续3日，第4日洗澡，换洗衣被，此为1个疗程；

5.一般1~2个疗程停药观察1周后，如无新皮损出现，可认为痊愈。

【方解】

1.硫黄杀虫燥湿；

2.苍术、苦参、花椒、蛇床子、白芷、防风祛风杀虫，除湿止痒；

3.狼毒、荆芥、白矾消疮解毒；

4.绿豆润肌肤；

5.诸药合用，共奏祛风除湿、杀虫止痒之功效。

【特别说明】

《医宗金鉴》云："疥疮……或传染而生，凡疥先从手先起，绕遍周身，瘙痒无度。"疥疮是由疥虫侵入皮肤而诱发风、湿、热毒所致。治以外治为主。故治疗则应从风、湿、热、虫着手。

【禁忌】

擦药期间不洗澡，不更换衣服，不食油辣类刺激性食物。

结节性红斑

活血利湿汤

【配方】

土茯苓30克，鸡血藤30克，苦参20克，皂角刺15克，地肤子15克，当归10克，红花10克，木香10克，陈皮10克，穿山甲（代）10克，车前子10克，牛膝10克。

【主治】

结节性红斑。

【用法用量】

1.上药加水煎成汤剂；

2.每日1剂，分2次口服，7剂为1个疗程。

【方解】

1.穿山甲（代）、红花、当归、皂角刺活血化瘀；

2.牛膝引药下行；

3.苦参、土茯苓、地肤子、车前子清利湿热；

4.鸡血藤通络散结；

5.陈皮、木香理气散滞；

6.诸药合用，共奏散瘀血、清湿热、通经络、消结节之功效。

【加减】

1.结节坚实，久而不散者：加昆布、山慈姑；

2.结节融合成较大斑块，色紫暗者：加三棱、莪术；

3.发热恶寒，咽痛者：加牛蒡子、麻黄；

4.足踝肿盛者：加防己、茯苓；

5.结节初起，掀红赤肿，溲黄便秘者：加生大黄、忍冬藤；

6.关节疼痛者：加秦艽、木瓜、稀莶草。

【禁忌】

治疗期间避免在潮湿环境中生活，忌服猪头肉、鹅肉、羊肉类食物。

化瘀祛斑汤

【配方】

生地黄15克，穿山甲（代）12克，当归12克，桃仁10克，制乳香10克，皂角刺10克，牛膝10克，赤芍10克，制没药10克，王不留行10克，香附10克，黄柏10克，红花6克。

【主治】

结节性红斑。

【用法用量】

上药混合加水煎成汤剂；每日1剂，分早、晚2次口服；5剂为1个疗程。

【方解】

1.制乳香、制没药、桃仁、王不留行、红花、赤芍、牛膝、穿山甲（代）活血化瘀通络；

2.穿山甲（代）、皂角刺通经透络而散结；

3.黄柏苦寒清热燥湿；

4.制乳香、香附、制没药有理气止痛之功；

5.牛膝载药下行；

6.当归、赤芍、生地黄凉血活血；

7. 诸药合用，共奏活血化瘀、清热利湿、通络消斑之功效。

【禁忌】

孕妇及行经期禁用。治疗期间生活及工作环境必须干燥、通风、保暖。

疏风清热凉营汤

【配方】

薄荷 12 克，生地黄 12 克，牛蒡子 12 克，桔梗 12 克，甘草 12 克，金银花 12 克，连翘 10 克。

【主治】

结节性红斑。

【用法用量】

上药混合加水煎成汤剂。每日 1 剂，分早、晚 2 次口服。

【方解】

1. 桔梗辛散苦泻，善能宣通肺气，排脓解毒；

2. 生地黄有清热凉血、生津的作用；

3. 牛蒡子有疏散风热，清热解毒之功效；

4. 金银花、连翘有清热解毒之效；

5. 薄荷有疏散风热、清凉透疹之功；

6. 甘草有泻火解毒之效；

7. 诸药合用，共奏疏散风热、清凉解毒、宣肺透疹之效用。

【加减】

1. 口渴者：加芦根；

2. 痒甚者：加蝉蜕；

3. 灼热甚者：加赤芍、牡丹皮。

【禁忌】

治疗期间避风寒，忌食腥辣易发之物。

银屑病

银屑汤

【配方】

白茅根 50 克，金银花 40 克，白鲜皮 30 克，土茯苓 30 克，生地 30 克，鸡血藤 25 克，连翘 15 克，苦参 15 克，地肤子 15 克，丹参 15 克，当归 15 克，防风 10 克。

【主治】

银屑病。

【用法用量】

水煎,煮沸后改文火,继煎20分钟,每剂药可煎服2次。

【方解】

1. 丹参、鸡血藤、当归活血化瘀,养血润燥。

2. 生地、白茅根清热凉血;

3. 白藓皮、防风祛风解毒止痒;

4. 苦参、土茯苓、地肤子清热祛湿解毒;

5. 金银花、连翘清热解毒。

【加减】

1. 风盛痒甚者:加刺蒺藜、牛蒡子、乌梢蛇;

2. 血热盛者:加生槐花、紫草、黄芩;

3. 血瘀重者:加赤芍、莪术、红花;

4. 挟有湿邪者:加生黄柏、茵陈、薏苡仁;

5. 皮损头部甚者:加川芎、全蝎、蒿本;

6. 久病阴血亏虚,内燥甚者:加玄参、熟地、生何首乌、生黄芪。

【特别说明】

银屑病是一种常见的容易复发的顽固性皮肤病。中医对本病早有丰富记载,多属"松皮癣""风癣""干癣""蛇虱"等病范畴。

其临床症状为周身泛发红色皮疹,呈点滴状、斑块状、地图状或混合状,表面覆有银白色鳞屑,大量脱屑,皮屑易于剥离,剥离后有点状出血。

本方诸药合用,相得益彰,既可外散肌表之风毒,又能内清血中之热毒,以收攻邪祛病之功。

银屑病的疗效与能否忌口关系甚大,有些患者疗效不明显,与其服药期间饮酒、嗜食辛辣腥膻等食物有关。尤其是部分患者对某些刺激性饮食特别敏感,食后银屑病必发作或加重,临床则更应告诫患者严格忌口,方可收功。

又因上呼吸道感染也是本病诱发因素,故治疗时要预防上感,病重者还要适当休息。

银屑病是一种顽固性皮肤病,多呈慢性病变过程,故治疗一般以3个月为1个疗程,一定要坚持治疗,不可中断,以冀全功。

在使用本方时,方中金银花宜单煎,煮沸后煎煮时间不超过10分钟,滤汁加入前汤药中同服之。

消疤散（汤）

一、内服用消疤汤

【配方】

土茯苓60克,川芎10克,茯苓10克,僵蚕10克,蝉蜕10克,羌活10克,防风10克,甘草10克。

【主治】

银屑病。

【用法用量】

上药加水煎成汤剂;每日1剂,水煎2次,分服。

【方解】

1. 土茯苓、甘草、川芎、茯苓有化湿和营之功;

2. 僵蚕、防风、蝉蜕、羌活有解毒祛风之效。

【加减】

1. 血分热毒盛者:加生地黄、赤芍;

2. 血虚风燥者:加当归、玄参。

二、外敷用消疤散

【配方】

猪胆汁、白矾、狼毒各等份,香油适量。

【主治】

银屑病。

【用法用量】

1. 先将白矾、狼毒研细末,再拌入猪胆汁;

2. 用香油调成糊状备用;

3. 先将鳞屑刮尽后,将消疤散涂于皮损处;

4. 隔日1次,一般初次涂药即可止痒,几次之后局部有疼痛感,不需处理,坚持用药。

【方解】

1. 白矾、猪胆汁、狼毒功专解毒化湿,祛风止痒;

2. 与消疤汤合用,相辅相成,促使疾病痊愈。

【禁忌】

治疗期间,忌食辛辣、鱼腥、燥热之品,禁用热水和肥皂擦洗皮损处。

鱼鳞病

养血润燥息风汤

【配方】

刺蒺藜 10 克，当归 10 克，白鲜皮 10 克，地肤子 10 克，鸡血藤 10 克，川芎 10 克，熟地黄 10 克，生地黄 10 克，黄精 10 克，何首乌 10 克，白术 10 克，麦冬 10 克，炙甘草 5 克。

【主治】

鱼鳞病。

【用法用量】

口服及外洗，外涂当归膏。

【方解】

1. 黄精滋肾阴，润肺燥，补脾阴，益脾气；

2. 当归养血活血润肤；

3. 生地黄、熟地黄补血滋阴生津；

4. 何首乌补益精血，固肾；

5. 白鲜皮、地肤子止痒；

6. 川芎行气活血；

7. 鸡血藤行血补血，舒筋活络；

8. 麦冬养阴，润燥生津；

9. 刺蒺藜平肝疏肝，祛风止痒：

10. 炙甘草调和诸药；

11. 全方共奏养血活血、滋阴润燥之功。

【特别说明】

鱼鳞病之因主要为禀赋不足、肾精衰弱、气血亏虚、瘀血阻滞，但突出表现为皮肤干燥、粗糙。除对因治疗外，润燥最为重要。养血、滋阴、生津、健脾、活血、息风等均可润燥。

皮肤瘙痒症

凉血祛风汤

【配方】

生地黄 30 克，苦参 15 克，玄参 15 克，金银花 15 克，连翘 15 克，白鲜皮 15 克，地肤子 12 克，牡丹皮 12 克，赤芍 12 克，紫草 10 克，荆芥 10 克，防风 10 克，薄荷 6 克，生甘草 6 克，升麻 6 克，蝉蜕 3 克。

【主治】

皮肤瘙痒症。

【用法用量】

上药煎汤。每日 1 剂，水煎分 2 次内服，药渣再加水煎汤反复擦洗患处。一般用药 2 剂即可治愈。

【方解】

1. 生地黄清热凉血；

2. 荆芥、防风祛风解表；

3. 地肤子清利湿热，利小便；

4. 白鲜皮、苦参清热燥湿止痒；

5. 牡丹皮、赤芍清热凉血，活血散瘀；

6. 蝉蜕疏散风热；

7. 紫草凉血解毒透疹；

8. 玄参滋阴凉血，清热解毒；

9. 配以升麻、薄荷加强疏散风热、清热解毒、发表透疹的作用；

10. 金银花、连翘清热解毒；

11. 生甘草清热解毒；

12. 本方诸药配伍，功在清热凉血、祛风燥湿、透发止痒。

【特别说明】

中医学认为，皮肤瘙痒症多因素体不足，阴血亏损，又感风邪，郁于皮肤腠理，邪正交争，邪盛正衰，则出现全身皮肤瘙痒不适。治宜活血凉血，清热燥湿，疏风止痒。由于皮肤瘙痒症多较顽固，故待愈后必须巩固治疗一段时间。

【禁忌】

治疗期间忌食辛辣刺激类食物。

银矾洗剂

【配方】

金银花 20 克，地肤子 20 克，白鲜皮 20 克，白矾 20 克，苦参 20 克，苍术 20 克，黄柏 20 克，蛇床子 20 克，防风 18 克，大黄 18 克，荆芥 15 克，甘草 10 克。

【主治】

皮肤瘙痒症。

【用法用量】

1. 将上药加水熬成汤剂，过滤，待用；

2. 每日 1 剂，煎水 2 次，分 2 次趁温外洗患处，7 日为 1 个疗程。

【方解】

1. 白矾酸寒，燥湿防腐，消毒收敛；

2. 黄柏、大黄、苦参清热泻火，

解毒杀虫；

3.金银花苦寒，清热解毒；

4.防风、白鲜皮、苍术、地肤子、蛇床子疏风燥湿止痒。

【特别说明】

中医学认为，痒的病因不外乎风、热、湿、虚和虫邪 5 种。古人云："风强则为隐疹，身为痒。""热微则疮痒，热甚则疮痛。""血虚则皮肤燥痒。"若夹湿者皮肤瘙痒，则合并水疱、溃疡。此外，还有昆虫、尘粉而致的皮肤瘙痒，如疥疮、翅虫皮炎等。《素问·至真要大论》云："诸痛痒疮，皆属于心。"《金匮要略》云："邪气中经，则身痒而隐疹。"说明痒在经络上与心经有关。

全方具有疏风、清热解毒、燥湿止痒之功效。在应用本方外洗的同时，可根据病情辨证选用消风散、五味消毒饮、龙胆泻肝汤、养血润肤饮内服。

日光皮炎

疏风消疹汤

【配方】

浮萍 20 克，荆芥 10 克，牛蒡子 10 克，连翘 10 克，刺蒺藜 10 克，蝉蜕 10 克，菊花 10 克，生甘草 5 克。

【主治】

日光皮炎。临床表现为面颊、手背等处起红色丘疹，或暗红色稍隆起的浸润性红斑，自觉瘙痒，舌质红，苔薄黄，脉浮数。

【用法用量】

口服及湿敷。

【方解】

1.蝉蜕、荆芥、牛蒡子、浮萍疏风散热；

2.连翘清热解毒，疏散风热；

3.刺蒺藜疏风止痒；

4.菊花疏风散热，解毒；

5.生甘草调和诸药；

6.全方共奏疏风清热、消疹止痒之功。

清热除湿消疹汤

【配方】

马齿苋 20 克，薏苡仁 20 克，苍术 10 克，白术 10 克，蝉蜕 10 克，浮萍 15 克，苦参 10 克，连翘 10 克，牛蒡子 10 克，黄柏 10 克，生地黄 10 克，炙甘草 5 克。

【主治】

日光皮炎。

【用法用量】

口服及湿敷。

【方解】

1. 牛蒡子、蝉蜕、浮萍疏风清热止痒；

2. 生地黄滋阴凉血生津；

3. 黄柏、苦参清热燥湿；

4. 白术补气健脾，燥湿；

5. 薏苡仁利水渗湿健脾；

6. 连翘、马齿苋清热解毒；

7. 苍术燥湿健脾，祛风湿；

8. 炙甘草调和诸药；

9. 全方共奏散风清热、除湿止痒之功。

剥脱性皮炎

止痒除湿解毒汤

【配方】

地榆 30 克，苦参 30 克，地肤子 20 克，龙胆 15 克，大黄 12 克，蝉蜕 10 克，防风 10 克，蛇床子 10 克，白矾 10 克，全蝎 10 克。

【主治】

剥脱性皮炎。

【用法用量】

1. 上药加水 4000 毫升，加热煮沸 30 分钟，待用；

2. 药液待温后外洗患处，洗后在室内避风休息 30 分钟；

3. 每日 2 次，7 日为 1 个疗程。

【方解】

1. 全蝎、防风、蝉蜕、蛇床子、地肤子祛风止痒；

2. 大黄、苦参、地榆、龙胆清热燥湿解毒；

3. 白矾收敛。

4. 本方诸药配伍，共奏祛风止痒、清热燥湿之功。

【特别说明】

剥脱性皮炎是药物性皮炎中较重的一种，西药和中药均可引起，是一种累及全身或几乎全身皮肤的慢性红斑鳞屑皮肤病。主要表现为全身皮肤泛发持续红斑，灼热，皮肤干燥，肿胀，或轻度渗液，红斑数日后，继而发生持续性脱屑，出现皮肤皲裂，大片脱落。

中医学认为，本病为风邪所致，治以祛风止痒、清热燥湿为主。

红斑狼疮

消毒灵

【配方】

生地 20 克，蒲公英 20 克，紫花地丁 20 克，赤芍 15 克，花粉 15 克，当归 15 克，丹皮 15 克，连翘 15 克，黄芩 15 克，怀牛膝 15 克，苦参 15 克，甘草 10 克。

【主治】

红斑狼疮。

【用法用量】

1. 先将上药用适量水浸泡 30 分钟，再放文火上煎煮 30 分钟；

2. 每剂煎 2 次，将 2 次煎出的药液混合，每日 1 剂，早晚各服 1 次。

【方解】

1. 蒲公英、紫花地丁解已成之热毒；

2. 当归、怀牛膝活血逐瘀，引血下行；

3. 花粉、甘草生津泻火以润燥；

4. 苦参、连翘清心泻火以断热之源；

5. 全方共奏清心火，凉血热，解热毒之功效。

【特别说明】

本方适用于肝郁化热，心火内炽，血热成瘀所致的红斑狼疮。症见皮损为水肿性鲜红色斑片，或有瘀点、瘀斑、血疱，甲下及眼结膜出血点，甚或伴高热，烦躁，热度持续不退，神昏，谵语，抽搐，肌肉酸痛，关节疼痛，舌质红绛或紫暗，脉洪滑或洪数等。

过敏症

过敏煎

【配方】

防风 10 克，乌梅 10 克，银柴胡 10 克，五味子 10 克。

【主治】

凡过敏试验阳性者，均可采用本方。

【用法用量】

水煎，每日 1 剂，早晚服。

【方解】

1. 乌梅酸涩收敛，化阴生津；

2. 防风辛温解表，散风胜湿；

3. 银柴胡甘寒益阴，清热凉血；

4. 五味子酸甘而温，益气敛肺，补肾养阴。

【加减】

1. 过敏性荨麻疹属于风寒者：加桂枝、荆芥、麻黄、升麻；

2. 热毒内盛者：加连翘、紫花地丁、板蓝根、银花、甘草、蒲公英；

3. 风热者：加菊花、薄荷、蝉衣、银花；

4. 过敏性哮喘者：常加莱菔子、葶苈子、杏仁、白芥子、苏子；

5. 血热者：加丹皮、白茅根、紫草；

6. 过敏性紫癜常者：加荆芥炭、茜草根、旱莲草、藕节炭、血余炭、仙鹤草；

7. 过敏性鼻炎者：加苍耳子、细辛、菖蒲、生地、白芷、葛根、辛夷、菊花；

8. 冷空气过敏症者：加桂枝、白芍、生姜等。

【特别说明】

本方药味平平淡淡，但确有巧思，四药组合，有收有散，有补有泄，有升有降，阴阳并调。盖过敏性疾患，虽证情不同，但其病理则至，皆由过敏所致，系外邪侵扰之证，故治疗如过敏所致者，皆可用本方治之，体现异病同治之真谛。

疔疮

芩连消毒饮

【配方】

连翘 15 克，紫花地丁 15 克，银花 12 克，黄芩 10 克，野菊花 10 克，半枝莲 10 克，生山栀 10 克，制川军 9 克，赤芍 9 克，生甘草 6 克，黄连 6 克。

【主治】

颜面疔疮，手足疔疮，红丝疔。

【用法用量】

水煎服，每日 1 剂。

【方解】

1. 连翘、紫花地丁、银花、野菊花、半枝莲清热解毒；

2. 黄芩能清实热，泻肺火。

【加减】

1. 咳吐痰血者：加象贝母、鲜茅根、天花粉、藕节；

2. 热毒炽盛者：加广犀角、鲜生地；

3. 邪热伤阴者：去芩连，加芦根、沙参、麦冬；

4. 神谵昏迷者：加神犀丹、紫雪散，或安宫牛黄丸；

5. 脓成者：加苍耳子、桔梗、角针；

6. 高热痉厥者：加钩藤、龙齿、羚羊角粉。

【特别说明】

疔疮系火毒为患，是一种急性疾病。而颜面部疔疮西医又有三角区危险标志之说，故治疗此症若不及时，往往后果严重。

治疗大法，在初中期表实者，宜解表达邪，但忌用辛热之药；里实者宜用攻法，使毒从下泄，抽薪才能熄火；表里俱实者，宜表里兼顾，攻解兼施；无表里证者，宜清热解毒为主；毒邪已经内陷，则宜大剂清心解毒，以清余邪。外用宜消肿止痛，束毒提脓。

本方以《外科正宗》方"七星剑"与《医宗金鉴》方"五味消毒饮"、《外台秘要》方"黄连解毒汤"化裁而成。

第七章　男科疾病

尖锐湿疣

消疣汤

【配方】

土茯苓 30 克, 败酱草 20 克, 黄柏 15 克, 赤芍 15 克, 白芍 15 克, 山慈姑 15 克, 白术 15 克, 虎杖 15 克, 黄连 10 克, 穿山甲 10 克, 桃仁 10 克, 牛膝 10 克, 赤小豆 10 克, 甘草 6 克。

【主治】

肛门尖锐湿疣。

【用法用量】

穿山甲先煎 30 分钟, 再放入其他药煎 20 分钟, 去渣留汁内服, 每日 3 次。

【方解】

1. 山慈姑消肿、散结、化毒疾、解毒, 治痈肿疔毒;

2. 土茯苓甘淡, 入肝胃, 气薄味浓, 走表达里, 善升提搜毒外泄, 渗湿利导, 以攻毒邪, 能清血毒, 剔毒邪, 清毒疮, 除痈肿, 为本方主药;

3. 辅之以黄连、败酱草、黄柏、虎杖, 清热燥湿, 泻火解毒;

4. 赤小豆利水消肿, 解毒排脓, 为补利兼施之渗湿药;

5. 赤芍、穿山甲、桃仁、牛膝等活血消瘀, 消肿排脓止痛;

6. 白术、甘草健脾益气, 燥湿解毒。

7. 诸药合用有清热解毒、化浊利湿、活血化瘀之功效。

【加减】

1. 伴大便秘结者: 可加熟大黄、大枳实;

2. 外用洗疣汤: 苦参、黄柏、白藓皮、银花藤、五倍子、乌梅、白僵蚕、川椒、马齿苋、明矾。

【用法用量】

煎汤。每日早晚熏洗 1 次, 继用鸭胆子末配凡士林外敷, 则效果更佳。

黄柏甘草汤

【配方】

白花蛇舌草 30 克, 黄柏 15 克, 桃仁 15 克, 虎杖 15 克, 败酱草 15 克, 山慈姑 10 克, 白术 10 克, 甘草 6 克。

【主治】

尖锐湿疣。

【用法用量】

每日 1 剂，水煎服。并用白花蛇舌草 30 克煎汤外洗，每日 1 次。

【方解】

1. 山慈姑消肿、散结、化毒疾，治痈肿疔毒；

2. 白花蛇舌草清热利湿解毒，辅

以黄柏、虎杖、败酱草，清热燥湿，泻火解毒；

3. 桃仁活血化瘀；

4. 白术、甘草健脾益气，燥湿解毒；

5. 诸药合用有清热解毒、化浊利湿、活血化瘀之功效。

早泄

辛香酊

【配方】

细辛 20 克，丁香 20 克，95％乙醇 100 毫升。

【主治】

早泄。

【用法用量】

1. 将两药浸泡入乙醇内半个月即可；

2. 用辛香酊涂擦阴茎之龟头部位，

经 2~3 分钟可行房事。

【方解】

1. 细辛性温味辛，具有外散风寒、内祛阴寒之效，现代药理研究证明，细辛所含挥发油以甲基丁香油酚为主，约占 50％；

2. 丁香所含挥发油以丁香油酚为主，占 64％ ~85％；

3. 这两种挥发成分具有表面麻醉作用，可以抑制阴茎龟头部性兴奋的传导，推迟排精时间，以助圆满完成性交。

性功能低下

兴阳谐性回春酒

【配方】

菟丝子 150 克，合欢皮 150 克，

枸杞子 100 克，蛇床子 100 克，淫羊藿 100 克，肉苁蓉 100 克，韭菜子 100 克，罂粟壳 75 克，巴戟天 50 克，

石菖蒲 50 克，川椒 30 克，雄蚕蛾（无蚕蛾可用红蜻蜓代之）30 克，鸡睾丸 500 克，高粱白酒 5 公斤，蜈蚣 2 条。

【主治】

男子阳痿、早泄、性欲淡漠，女子阴冷，性快感高潮障碍，男女不孕不育症等。

【用法用量】

1. 把药物及酒装入搪瓷罐中，放入大锅里隔水炖煮至沸取出；

2. 放冷后投入鸡睾丸密封，埋地下 1 尺许，夏春季窖 3~7 天，秋冬季窖 10~14 天后取出；

3. 过滤压榨药渣取汁，分装瓶内，密封备用；

4. 每次空腹服 25 毫升，每日服用 3 次。

【方解】

1. 本法疏肝达郁，补肾兴阳，佐入鸡睾丸、淫羊藿、雄蚕蛾等兴奋性机能之专药；

2. 使以白酒兴奋提神，消愁遣兴，

振阳通脉，宣行药势之性以发挥，故获良效。

性灵胶丸

【配方】

鹿茸 60 克，僵蚕 60 克，制附子 60 克，柏仁 60 克。

【主治】

性冷淡，阳痿，早泄及各种性功能障碍。

【用法用量】

共研细末后，装入一号空心胶囊内，紫外线常规消毒备用。每日 3 次，每次 5 粒，黄酒或温开水送下。

【方解】

1. 本方中鹿茸温而不烈，益气填髓，由下元上达玉精；

2. 僵蚕能化痰散结，并能促进血脉或输精畅通；

3. 附子温阳益肾，有强心作用，并能兴奋垂体—肾上腺皮质系统；

4. 柏子仁平肝宁心，协调心肾功能。

阴茎异常勃起

大补阴丸加味

【配方】

龟甲 20 克，生地黄 20 克，白芍 10 克，知母 10 克，黄柏 10 克，当归 10 克，生甘草 6 克，炙甘草 4 克。

【主治】

阴茎异常勃起，亦称"强中"。临床表现为阴茎勃起，阳强不倒，酸胀疼痛，精液频频走泄，心烦不寐，小便色黄，面色红赤，口唇深绛，舌边尖红，脉弦细数。

【用法用量】

通常药服 7 剂，则身不燥热，鼻衄停止，阴茎变软。继服 5 剂，以上诸症尽退而愈。

【方解】

1. 本方药乃为朱丹溪的"大补阴丸"加味；

2. 由龟甲、生地黄、知母、黄柏 4 味组成，功能降阴火，补肾水；

3. 此方滋补真阴，承制相火之功，较六味地黄汤功效更佳，又因乙癸同源，肝肾同寄相火，水亏火旺，肝血必伤，故加当归、白芍以养肝中阴血，滋降阴火；

4. 炙甘草与生甘草同用，在于清热泻火，厚土坚阴，以缓阴火之势，并泻心而对宗筋起到弛缓之用也。

阴茎硬结症

丹参散结汤

【配方】

忍冬藤 30 克，鸡血藤 20 克，紫丹参 12 克，黑玄参 12 克，白芥子 10 克，熟地 10 克，丝瓜络 10 克，橘核 10 克，生地 10 克，当归 10 克，莪术 10 克，山药 10 克。

【主治】

阴茎硬结症或阴茎纤维性海绵体炎，属中医阴茎结疽范畴。

【用法用量】

水煎服，每日 1 剂。

【方解】

1. 忍冬藤行瘀通络止痛;

2. 鸡血藤、紫丹参为活血化瘀;

3. 丝瓜络凉血活血。

【加减】

1. 便溏畏寒,舌体胖大,并有齿痛者:加白术、茯苓;

2. 少腹胀满,尿急不尽者:加木通、乌药、琥珀;

3. 阴茎硬结疼痛明显者:加玄胡、川楝子;

4. 若年事已高,排尿不畅,或年轻而腰酸疼痛明显并伴有早泄、阳痿者:可酌加山萸肉、金狗脊、桑寄生、续断、仙灵脾等;

5. 体质较好而硬结日久不消,舌暗红,有瘀斑瘀点者:加红花、三棱、水红花子、夏枯草、桃红。

阴茎萎缩

加味乌头汤

【配方】

金铃子 10 克,乌红 10 克,茴香 10 克,苁蓉 10 克,锁阳 10 克,仙灵脾 10 克,肉桂 8 克,吴萸 6 克,粉甘草 6 克,乌头 5 克。

【主治】

男子阴茎萎缩。

【用法用量】

上药煎 20~30 分钟取汁,约 300 毫升,每日服 3 次,温服。

【方解】

1. 金铃子能除湿止痛;

2. 乌头大辛大热之品(剧毒,须用白蜜煎熬,以制其毒),有疏风、燥湿、祛寒、补下焦阳虚之功;

3. 辅以肉桂补命门相火,二药合用,治痼冷沉寒;

4. 粉甘草温中缓急;

5. 锁阳、苁蓉甘温入肾经,补肾壮阳益精,善疗阴中痛。

【加减】

1. 脾虚者:加党参 10 克,茯苓 10 克;

2. 湿困者:加泽泻 10 克。

【特别说明】

该病因肾阳虚衰所致。诸药相合,共奏燥湿祛寒、补肾壮阳之效。

阴囊汗出

八仙长寿丸

【配方】

淮山 20 克，熟地 15 克，茯苓 15 克，麦冬 15 克，淮枣皮 10 克，泽泻 10 克，北五味 10 克，丹皮 10 克。

【主治】

阴囊汗出。

【用法用量】

水煎服，每日 1 剂。

【方解】

1. 熟地具有补血滋阴、益精填髓的功效；

2. 茯苓、泽泻有利水渗湿的作用。

阴囊湿疹

完带汤

【配方】

炒白术 30 克，山药 30 克，车前子 9 克，苍术 9 克，茯苓 9 克，党参 9 克，甘草 2 克，黑芥穗 2 克，陈皮 2 克。

【主治】

阴囊湿疹，又名绣球风。

【用法用量】

1. 上药水煎服，另以土茯苓 15 克，苍术 15 克，蛇床子 15 克，水煎外洗局部，每日 1 次；

2. 再以枯矾、五倍子等量研末，每次取适量以香油拌，于洗后涂患处。

【方解】

1. 炒白术为补脾燥湿之品；

2. 车前子清热利湿；

3. 苍术醒脾化湿。

【特别说明】

完带汤乃妇科名方，绣球风则男科特有，二者似乎风马牛不相及。然该例缘于脾胃功能失健，水湿运化失司，湿聚下流，侵及阴囊所致。病症与完带汤病机相宜，药证相符，故用之获验。

【禁忌】

忌食鱼腥辛辣，避免穿化纤类内衣裤。

枯矾散

【配方】

滑石15~30克，生甘草15克，枯矾10~15克，煅石膏10~15克，黄柏10~12克，青黛10克，冰片1~5克，苍术6~10克，雄黄3~5克。

【主治】

阴囊湿疹。

【用法用量】

1. 上药晒干或焙干，研细为末备用；

2. 凡局部皮肤干皲结痂无渗液者可用菜油调敷患处；

3. 凡局部有渗液流黄水者则可将药粉干擦患处，每日数次。

【方解】

1. 以枯矾解毒杀虫，收湿止痒为其君，枯矾有其制约作用，尤其对顽固的慢性、久病必虚的患者；

2. 滑石性味甘平，对寒性之君药，

甘草有滋养局部毛肤，促进新生肌肤，从而达到扶正祛邪之功效，故为其佐；

3. 苍术、雄黄性辛温，有祛风除湿、杀虫、解毒止痒之作用，共为佐药，一是协助主药兼治风湿之邪，二是以其性温制约众多苦寒之品，以免弊病；

4. 煅石膏、青黛、滑石、冰片清热解毒、防腐、生肌止痒为其臣；

5. 黄柏为苦寒下降之品，可引药入肝肾，直清下焦之湿热，故为此方中使药。

【特别说明】

阴囊湿疹即肾囊风也。其发病机制按循行部位与足厥阴肝经、足少阴肾经有关；按发病季节多是长夏；按五行属土气，土气居于中央，为枢纽，脾胃虚则九窍不通，脾胃受损相火妄动。故此病与肝、肾、脾三脉之过盛或不及皆息息相关。外因劳役动作，肾间阴火沸腾，事闲之际或于荫凉处脱衣裳，于背阴外坐卧，致使风湿热邪下注于肾囊而酿成。

此方药虽9味，然却由二妙散、碧玉散、二味拔毒散等方剂组成。妙在以枯矾酸涩寒凉之品解毒驱虫，收湿止痒为其君，以甘平之甘草为其佐，故无论急性之湿热、风热实证，或慢性血虚风燥、脾虚之虚证，皆可收到较为满意的疗效。

阴茎龟头溃疡

草蜜膏

【配方】

甘草 10 克，蜂蜜 100 毫升。

【主治】

阴茎龟头溃疡。

【用法用量】

1. 先将甘草放入砂锅内，加 200 毫升水浸泡 20 分钟；

2. 再煎煮 30 分钟，滤去渣，浓缩至 20 毫升；

3. 加入蜂蜜，煮沸，去除浮沫，装入消毒容器内备用；

4. 用生理盐水清洗局部患处，拭干，用草蜜膏适量局部外敷。

【方解】

甘草具有益气补中，缓急止痛，缓和药性的功能。

阴茎肿大疼痛

阴肿消

【配方】

1. 阴肿消散煎：艾叶 50 克，千里光 50 克，野菊花 50 克，苍术 20 克；

2. 阴肿消散液：红蚯蚓（鲜）10 条，白砂糖 10 克，冰片 5 克。

【主治】

多种阴茎肿大，女阴肿大，特别对外源接触过敏性有特效。

【用法用量】

1. 1 号方，趁热时熏洗，温时则清洗，连续多次，冷却加温后可重复使用，每日洗不少于 5 次；

2. 2 号方：从泥土中挖取红蚯蚓足量，洗净置瓷碗（筒）或瓶中，加入冰片、白糖，待溶化为汁，取此液用消毒棉签拈取，于 1 号方洗净后涂上，每日 3~5 次；

3. 疗效 1~3 日内必愈，其效若神。

【方解】

1. 1号方中野菊花具有清热解毒等作用;

2. 千里光清热解毒,抗炎抗菌;

3. 苍术燥湿清热;

4. 艾叶具有止痛、抗炎抗过敏之效;

5. 艾叶、千里光、野菊花、苍术4药共奏清热燥湿消炎解毒、止痛抗过敏之效;

6. 2号方红蚯蚓即地龙具有清热镇痉入肝经,现代药理研究有局部麻醉作用,与冰片共奏止痛之效,又具防腐清热之功;

7. 白糖清凉泻火,解毒;

8. 故红蚯蚓(鲜)、白砂糖、冰片3药合用具清凉、解毒、防腐、止痛、止痒之效。

阳痿

蜻蜓展势丹

【配方】

生枣仁20克,酒当归20克,炙首乌20克,露蜂房20克(酒润),木香10克,桂心10克,丁香10克,胡椒5克,大蜻蜓40只,原蚕蛾30只。

【主治】

舌淡苔白,腰膝酸软,畏寒服冷,脉沉迟,证属肾督亏虚之阳痿。

【用法用量】

1. 共为细末,炼蜜为丸如梧桐子大,或为散;

2. 每服7~10克,每日2~3次,空腹以黄酒送服。

【方解】

1. 露蜂房、木香、桂心、丁香、胡椒温煦肾督,益火之原;

2. 大蜻蜓、原蚕蛾为通补养身之品,于补益之中,尤具活泼之性,皆可入肾、督、肝脉,用其血肉有性之体峻补肾督肝脉之虚,以壮阳展势起痿;

3. 生枣仁、炙首乌、酒当归,滋阴养血,阴中求阳,使源泉不竭,并防温阳惊烈之品伤阴耗血之弊;

4. 诸药合用,肾督得补,肝脉得温,阳痿得起,共奏峻补肝肾、壮阳展势之剂。

【特别说明】

方中以蜻蜓为君，临床验证，确有良效。《名医别录》云其功能"强阴止精"，《日华子本草》云之"壮阳，暖水脏"，《陆心本草》谓其"治肾虚阳痿"。临床观察，本品可入肾经、督脉，能补肾兴阳，以强壮阴器，且活而不滞，补中有行，实为治疗肾虚阳痿之佳品。

沙苑清补汤

【配方】

生龙牡(备)21克，沙苑蒺藜12克，莲子肉12克，芡实12克，麦门冬9克，五味子6克，大生地6克，椎子3克，川黄连3克。

【主治】

阴虚火旺之阳痿。

【用法用量】

水煎服，每日1剂。

【方解】

1. 方中莲子肉甘淡而湿，能交水火而媾心肾；

2. 沙苑蒺藜味甘性温，为"精虚

劳要药"，最能固精；

3. 川黄连、椎子清心火；

4. 大生地、麦门冬、五味子滋补阴精；

5. 芡实味涩而固精，补下元益肾精；

6. 生龙牡镇心安神。

补肾壮阳丸

【配方】

熟地50克，鹿鞭25克，山萸肉25克，红参25克，山药25克，菟丝子25克，丹皮20克，肉桂20克，附子20克，知母20克，仙灵脾20克，茯苓20克，泽泻20克，枸杞子20克，盐柏20克，肉苁蓉20克，仙茅20克，巴戟天20克，狗肾1具。

【主治】

肾虚、精气不足之阳痿。

【用法用量】

1. 上药共研末，炼蜜为丸，每丸重15克；

2. 每服1丸，每日2次。

【方解】

1. 丹皮、熟地、茯苓、山萸肉、山药、

泽泻六味,三补三泻,平补肾水;

2. 红参、山药益气补肾;

3. 巴戟天、肉桂、鹿鞭、附子、狗肾、仙灵脾、仙茅、肉苁蓉,温补肾阳;

4. 盐柏、知母、枸杞子补肾,泻相火;

5. 诸药合用,刚柔相济,阴阳并补,共奏滋补肝肾、平调阴阳之功。

兴阳汤

【配方】

白芍 20 克,淫羊藿 15 克,冬虫夏草 15 克,枸杞子 15 克,怀牛膝 6 克。

【主治】

阳痿。

【用法用量】

1. 加水煎成汤剂;

2. 每日 1 剂,分早、晚 2 次口服,1 个月为 1 个疗程。

【方解】

1. 白芍有养血柔肝、敛肝阴之力;

2. 淫羊藿、冬虫夏草益肾兴阳;

3. 枸杞子、怀牛膝滋补肝肾;

4. 怀牛膝性善下走,走而能补,引药下行为其专长。

【加减】

1. 兼湿热者:加黄柏 12 克,泽泻 12 克;

2. 兼肝郁者:加柴胡 10 克,郁金 12 克;

3. 兼血瘀者:加当归 10 克,路路通 6 克。

【特别说明】

治疗期间配合心理治疗。

阳痿丸

【配方】

蛇床子 15 克,淫羊藿 15 克,制附子 10 克,甘草 10 克,益智仁 10 克,旱莲草 9 克,女贞子 9 克,蜂蜜适量。

【主治】

继发性阳痿。

【用法用量】

上药共研细末炼蜜为 12 丸,每次 1 丸,每日 3 次,温开水送服,4 天为 1 个疗程。

【方解】

1. 制附子、益智仁、蛇床子、淫羊藿补元阳,益肾火,暖肾固精,助肾气;

2.配女贞子、旱莲草滋补肾阴，清虚热，以牵制补阳药的辛燥之性，主辅相配，补阳而不伤阴，滋阴而不损阳；

3.佐以甘草、蜂蜜调和诸药，补脾益气，滋阴润燥；

4.全方配伍，温中有清，升中有固，阴阳双补，精气同调，使元阳亢盛阴精充盈，故是治疗阳痿的有效方。

【加减】

1.阴虚明显者：加龟胶、鹿胶；

2.腰困明显者：加枸杞、杜仲；

3.气虚明显者：加黄芪、党参；

4.小腹冰胀者：加小香、台乌；

5.阳虚明显者：加巴戟、菟丝子、阳起石；

6.滑精明显者：加金樱子、覆盆子。

【特别说明】

本方服后有头痛、头晕、轻度恶心等副作用，一般不需特殊处理。

【禁忌】

用阳痿丸时在服完 1 疗程后，若需再服，应间隔 6 天，忌连续服用。

忌空腹服药，服药期间忌性生活。

宣通三焦气化汤

【配方】

滑石 10~15 克，厚朴 10~12 克，杏仁 9~12 克，白蔻仁 7~10 克，薏苡仁 1~30 克，白通草 6~10 克，半夏 6~10 克，竹叶 3~6 克。

【主治】

阳痿。

【用法用量】

水煎服，每日 1 剂。

【方解】

1.滑石利尿通淋，用于小便不利、淋沥涩痛等症；

2.白通草有清热利尿的功效。

【加减】

1.热重于湿者：加蒲公英、黄芩；

2.水道不利，湿热下注者：加泽泻、茯苓、黄柏；

3.肺壅气喘，虚胖者：加葶苈子、麻黄；

4.久痿体弱者：可佐巴戟天、仙灵脾；

5.脾虚纳呆，运化失职者：加大腹皮、茯苓。

回春兴阳散

【配方】

阳起石 50 克，白术 40 克，萸肉 40 克，石燕 40 克，熟地 40 克，杞果 40 克，蛇床子 35 克，巴戟天 30 克，仙灵脾 30 克，全虫 25 克，地龙 25 克，山药 25 克，炙蜂房 25 克，列当 25 克，茯神 25 克，五味子 25 克，鹿茸 10 克，炙海马 10 克，炙蛤蚧 1 对，炙蜗牛 50 个。

【主治】

阳痿。

【用法用量】

1. 将上方共研细末，过 120 目筛后分成 60 包，或炼蜜为丸；

2. 每服 1 包或上丸 1 日服 2 次，饭前服用，1 个月为 1 个疗程。

【方解】

阳起石、蛇床子、巴戟天、仙灵脾、鹿茸、炙海马等皆有温补肾阳之功效。

【禁忌】

忌生、冷、烟酒。

脓精、不液化

化精汤

【配方】

生薏仁 30 克，滑石 20~30 克，麦冬 15 克，虎杖 12 克，女贞子 10 克，生地 10 克，茯苓 10 克。

【主治】

精子不液化症。

【用法用量】

每日 1 剂，水煎服；15 日为 1 个疗程，服 1~2 个疗程可见效。

【方解】

1. 麦冬、生地、女贞子滋阴清热，补肝益肾；

2. 滑石、生薏仁、茯苓健脾利湿清热，使湿热浊邪从小便外排；

3. 虎杖清热解毒，凉血活血。

【加减】

1. 热盛者：加知母 10 克，玄参 10 克；

2. 湿邪盛者：加泽泻 10 克，猪苓 10 克，木通 10 克。

【特别说明】

不育症因不液化致者为数甚多，不液化之因亦颇繁杂，但与环境污染关系密切，故临床治疗除重视"共性"补肾外，尚应针对"个性"邪毒采用导泻之法。本方二者兼备，补肾泻浊并施，用药平淡而简，但临床收效颇著。

本方诸药合用，共奏滋阴益肾，清热导浊之功。

解毒益精汤

【配方】

连翘35克，金银花30克，蒲公英20克，紫花地丁20克，生地黄15克，黄柏15克，紫河车15克，当归15克，杭白芍15克，覆盆子15克，知母10克，甘草5克。

【主治】

脓精症。

【用法用量】

1. 每日1剂，煎2次，早、晚各服1次；10日为1个疗程。

2. 同时应用青霉素80万单位，肌内注射，每日2次或3次。

【方解】

1. 生地黄清热泻火，滋肾润燥；

2. 金银花、紫花地丁、连翘、蒲公英清热解毒；

3. 紫河车益气，补精血；

4. 当归功在补血；

5. 覆盆子益肾固精，摄尿；

6. 杭白芍养血敛阴；

7. 甘草调和诸药；

8. 再辅以青霉素肌内注射，达到脓除精生之效用。

【加减】

1. 汗多者：加牡蛎、龙骨、黄芪；

2. 尿频、尿痛者：加滑石、海金沙、车前子；

3. 小腹及会阴部痒痛不适者：加白茅根、川楝子、玄参、橘核；

4. 自觉小腹寒冷者：加肉桂、韭菜子少许。

【禁忌】

治疗期间禁忌饮酒，青霉素最多用2个疗程，而青霉素过敏者不再配其他西药。

血精

蒲灰散

【配方】

生蒲黄 70 克，赤茯苓 30 克，滑石粉 30 克，生地 30 克，栀子（炒）30 克，生甘草 30 克，当归 30 克，木通 30 克。

【主治】

湿热下注、热瘀互结所致的血精症。

【用法用量】

上药共为细末，每次 15 克，水煎煮沸后连渣服之，每日 3 次。

【方解】

1. 蒲灰散，《金匮要略》曰"小便不利,蒲灰散主之"；方中之蒲灰（即蒲黄）性味甘平，其之生用，既能收敛止血，又能行血祛瘀，有止血而不留瘀之特点，同时有明显的利尿通淋作用；

2. 滑石粉甘淡寒滑，善清膀胱之湿热，通利水道，为治热淋之良药；

3. 诸药合用，具有化瘀利窍，泄热通淋、凉血止血之功。

【加减】

尿急尿频、尿意不尽等尿道刺激征缓解后，即去木通、甘草、生地、赤芍、当归、赤茯苓，仅用蒲黄、滑石粉、栀子（炒）三味，按原比例配制。服法同上。

【禁忌】

1. 服药期间禁忌房事；

2. 治愈之后亦当节制。

降火滋精仙方

【配方】

黄连 5 克，黄芩 10 克，知母 10 克，阿胶（烊化）10 克，白芍 30 克，生地黄 30 克，女贞子 30 克，墨旱莲 30 克，鸡子黄 1 只（冲）。

【主治】

精囊炎（亦称血精症）。

【用法用量】

1. 上药加水煎成汤剂，过滤去渣，待用；

2. 每日 1 剂，分 2 次温服，7 日为 1 个疗程。

【方解】

1. 阿胶益肾水；

2. 白芍养血平肝，敛阴；

3. 黄连、黄芩有清热燥湿、泻火解毒之效；

4. 生地黄、墨旱莲、女贞子均有清热凉血、滋阴降火之效；

5. 知母泻火而滋肾；

6. 鸡子黄性味甘平，功能养阴宁心，补脾胃，且阿胶、鸡子黄两味均系血肉有情之品，两者配用，不但宁心涵濡心液，且益肾滋育肾阴。

【特别说明】

精囊炎是男性常见感染性疾病之一，发病多在 20~40 岁，以血精为主要临床症状，但有急性和慢性之分，个体差异大，临床表现不同。

男性血精症多因房事不节，或久服辛燥壮阳动火之品，或忍精不泻而造成阴虚火旺，或者下焦湿热，使其相火过炽，热扰精室，伤精耗血所致。治宜滋阴降火，化湿。

本方诸药合用，君（欲）火得清，相火得制，故血精得止。

血精解毒饮

【配方】

石韦 40 克，马鞭草 40 克，地锦草 30 克，鹿衔草 30 克，土茯苓 20 克。

【主治】

血精症。

【用法用量】

上药水煎 2 次，煎开后各 15 分钟取汁，混合，分 2 次口服。每日 1 剂。

【方解】

1. 地锦草、鹿衔草、石韦、马鞭草均具有较强的解毒作用；

2. 土茯苓健脾利湿兼以解毒；

3. 石韦、马鞭草、鹿衔草三味对泌尿生殖系统的炎症具有独特的功效；

4. 地锦草、石韦兼以止血；

5. 鹿衔草兼以益肾、除湿、止血。

【禁忌】

在治疗过程中，严禁房事。

黄连阿胶汤

【配方】

阿胶（烊）30 克，黄连 20 克，生

栀 20 克，金樱子 20 克，白芍 15 克，
黄芩 10 克，鸡子黄 2 枚。

【主治】

血精症。

遗精

丹栀逍遥散

【配方】

茯苓 15 克，白芍 12 克，生姜 10 克，
红枣 10 克，柴胡 10 克，当归 10 克，
白术 10 克，丹皮 6 克，栀仁（炒）6 克，
甘草 6 克，薄荷 6 克，黄柏（盐制）3 克。

【主治】

遗精。

【用法用量】

上药煎 15~20 分钟取汁，约 300
毫升。日服 2 次。

【方解】

茯苓、白术具有利水渗湿的功效。

龙胆泻肝汤

【配方】

大生地 15 克，六一散 15 克，生

【用法用量】

每日 1 剂，水煎分 2 次服。

【方解】

1. 金樱子具有固精缩尿的功效；

2. 鸡子黄能补中益气，养肾益阴。

山栀 10 克，泽泻 10 克，生军 9 克，
龙胆草 9 克，木通 6 克。

【主治】

遗精。

【用法用量】

水煎服，每日 1 剂。

【方解】

1. 泽泻利水渗湿、泄热；

2. 生军泻下攻积，清热泻火。

【特别说明】

临床中不能见及遗精，就一味投
以补肾涩精，而应审证精详，方不致
有误也。

二参汤

【配方】

元参 30 克，沙参 30 克，寸冬 15 克，
锁阳 15 克。

【主治】

遗精日久，阴精亏损。

【用法用量】

水煎服，每日 1 剂。

【方解】

方中元参、沙参、寸冬养阴益精，更佐以锁阳固精回阳。

【加减】

1. 梦遗者：加黄柏；

2. 滑精者：加肉桂。

【特别说明】

1. 黄柏益阴，兼清下焦命门虚火；

2. 滑精者命门火衰、阴损及阳，加肉桂以补命门之火，滋阴补阳，故能临床取效。

壮肾龙药物腰带

【配方】

潼沙苑 70 克，龙骨 45 克，淫羊藿 36 克，补骨脂 30 克，阳起石 20 克，五味子 20 克。

【主治】

肾虚所引起的遗精。

【用法用量】

1. 将上药加工成粉状，装入特制带状布袋内，束于腰部双肾区处（每日不少于 12 小时），束 10 日更换 1 次，30 日为 1 个疗程；

2. 每疗程间隔 10 日再行下一疗程，一般用 1~3 个疗程；

3. 肾区热敷可加快和提高疗效。

【方解】

1. 补骨脂、淫羊藿、阳起石温肾壮阳，涩精止遗；

2. 诸药多辛温、芳香，易于皮肤吸收，归肝、肾、脾、心、肺经，即可壮阳又能滋阴，既可益精又涩精，适用于肾阴亏损、肾阳不足之遗精。

化瘀赞育汤

【配方】

熟地 30 克，紫石英 30 克，红花 9 克，川芎 9 克，当归 9 克，桃红 9 克，赤芍 9 克，柴胡 9 克，枳壳 5 克，牛膝 5 克，桔梗 5 克。

【主治】

遗精、早泄、阳痿、不射精、睾丸胀痛肿块、阴囊萎缩等男科疾病。对专服补肾药，实其所实之久治不愈患者尤宜。

【用法用量】

水煎服，每日 1 剂。

【方解】

1. 枳壳、川芎、柴胡、赤芍疏肝理气，条达气机，使肝主宗筋；

2. 川芎、赤芍、桃红、当归、红花养血活血；

3. 牛膝、熟地、紫石英滋补肾阴；

4. 诸药合用共奏调理气机、滋补肾气、活血化瘀之功。

【加减】

1. 睾丸胀痛者：加川楝子、小茴香、橘核；

2. 阳痿者：加蛇床子、韭菜子；

3. 不射精者：加炮山甲、王不留行；

4. 早泄或梦遗者：去紫石英、牛膝，加黄柏、知母；

5. 睾丸肿块者：加海藻、昆布、三棱、莪术。

不射精

加味血府逐瘀汤

【配方】

紫石英 30 克，桃红 12 克，蛇床子

加味血府逐瘀汤

【配方】

生地 15 克，当归 12 克，枳壳 10 克，赤芍 10 克，牛膝 10 克，桃仁 10 克，桔梗 6 克，川芎 6 克。

【主治】

遗精，阳痿，不育症，前列腺肥大等男性病。

【用法用量】

随症加味，每日 1 剂，水煎服。

【方解】

1. 枳壳理气宽中、行滞消胀；

2. 牛膝具有逐瘀通经、补肝肾、利尿通淋、引血下行的功效；

3. 川芎有活血行气的作用。

【特别说明】

蜈蚣入肝经，性走窜，于方中增强解郁开闭之功，并研末吞服；如入汤剂，其效大逊。

9 克，韭菜子 9 克，当归 9 克，生地 9 克，牛膝 9 克，红花 9 克，柴胡 6 克，枳壳 6 克，赤芍 6 克，川芎、桔梗 4.5 克，甘草 3 克。

【主治】

青壮年不射精症属血瘀者。

【用法用量】

水煎服，每日 1 剂。

【方解】

1. 桔梗、牛膝一升一降，使气血更易于运行；

2. 桃红活血化瘀；

3. 蛇床子、韭菜子温补肾阳；

4. 紫石英、牛膝温肾通窍。

排精汤

【配方】

黄芪 30 克，路路通 15 克，急性子 12 克，石菖蒲 10 克，川牛膝 10 克，车前子 10 克，当归 9 克，麻黄 4.5 克，冰片（分冲）3 克，蜈蚣 2 条。

【主治】

不射精症。

【用法用量】

每日 1 剂，10 天为 1 个疗程。

【方解】

1. 排精汤中石菖蒲、麻黄、车前子、冰片通利精道；

2. 黄芪、当归补气生血；

3. 急性子、蜈蚣、路路通、川牛膝活血通络。

【加减】

1. 肾阳虚者：加仙灵脾、苁蓉、肉桂、附片；

2. 肾阴虚者：加龟板、生地、熟地、知母、川柏；

3. 肝气郁结者：加白芍、柴胡、枳实、甘草；

4. 兼瘀血者：加留行子、桃仁、红花、土鳖虫；

5. 湿热下注者：加龙胆草、黄芩、山栀、滑石。

【禁忌】

治疗期间暂停房事。

益肾化湿通经汤

【配方】

熟地黄 18 克，黄芪 18 克，续断 15 克，车前子 15 克，滑石 15 克，王不留行 15 克，菟丝子 12 克，枸杞子 12 克，怀牛膝 10 克，肉苁蓉 10 克，郁金 10 克，石菖蒲 10 克。

【主治】

不射精症。

【用法用量】

每日 1 剂，水煎，分早、晚 2 次空腹口服；7 日为 1 个疗程。

【方解】

1. 熟地黄、黄芪补气养血；

2. 菟丝子、续断、枸杞子补肾填精；

3. 车前子、滑石清热利湿；

4. 石菖蒲、王不留行、怀牛膝等具有兴奋神经中枢、通关利窍之功效；

5. 郁金等具有疏肝理气之效；

6. 本方全方配伍，共奏益肾利湿、通经开窍之功用。

【加减】

1. 肝经郁热，阳举而持久，伴梦遗，咽干口苦，尿黄者：加栀子、牡丹皮；

2. 肾阳偏虚，性欲冷漠，阳举不坚，性交时间较短，畏寒肢冷者：加仙茅、淫羊藿、蜈蚣；

3. 阴精不足，阳举持久不衰，咽干口燥，潮热盗汗者：加黄柏、女贞子；

4. 湿热阻遏，阳强不倒，伴胸脘痞闷，尿赤短少者：加栀子、土茯苓。

【特别说明】

不射精症属男性性功能障碍。现代医学对该病的确切原因尚不清楚，但究其导致不射精的机制主要有二：一为射精中枢兴奋抑制达不到射精中枢兴奋的阈值，而不能引起射精反射；二为输精管阻塞，影响精子的运行和排出。根据中医学理论，本病发生机制与肝、肾两脏的关系最为密切，如阴虚火旺、命门火衰、肝经郁热、湿热瘀阻等都可以导致精关不开、精窍失灵而致不射精。

知柏地黄汤

【配方】

熟地 20 克，黄柏 20 克，丹皮 15 克，知母 15 克，山萸肉 15 克，山药 15 克，茯苓 15 克，龟板 15 克，泽泻 10 克。

【主治】

不射精。

【用法用量】

每日服 1 剂，连服 3 剂，症状明显减轻。

【方解】

1. 知柏地黄汤滋阴降火；

2. 龟板、菟丝子、益肾填精，使阴阳趋于平衡。

四逆散

【配方】

白芍 12 克，牛膝 12 克，柴胡 10 克，香附 10 克，枳实 10 克，甘草 6 克。

【主治】

不射精症。

【用法用量】

水煎服，每日 1 剂。

【方解】

牛膝有逐瘀通经、补肝肾、利尿通淋、引血下行的功效。

【加减】

胸闷减轻，性交仍不能射精者：上方再加急性子、威灵仙。

化湿通精汤

【配方】

茺蔚子 30 克，淮山药 30 克，茯苓 30 克，菟丝子 20 克，怀牛膝 20 克，泽泻 15 克，车前子 15 克，白术 15 克，木通 6 克，石菖蒲 5 克，红参 3 克，甘草 3 克。

【主治】

精瘀。

【用法用量】

水煎服，每日 1 剂。

【方解】

1. 茺蔚子具有活血调经的功效；

2. 茯苓、泽泻、车前子、白术、木通利水渗湿；

3. 菟丝子的主要功效为补益肝肾，固精缩尿。

【特别说明】

精神舒畅，暂戒房事。

天王补心汤

【配方】

合欢 15 克，甘草 15 克，党参 10 克，天冬 10 克，茯苓 10 克，麦冬 10 克，远志（制）10 克，酸枣仁（炒）10 克，五味子 10 克。

【主治】

少年时期遗尿引起的不射精症。

【用法用量】

上药煎 20 分钟，取汁约 250 毫升，每日服 2 次。

【方解】

1. 茯苓有利水渗湿、健脾、宁心安神的作用；

2. 五味子收敛固涩、益气生津、补肾宁心。

【特别说明】

忌用安定、吩噻咹类等药物。

少精、死精

十子生精散

【配方】

枸杞子 30 克，炙黄芪 30 克，覆盆子 25 克，肉苁蓉 25 克，金樱子 25 克，菟丝子 20 克，制首乌 20 克，大熟地 20 克，茺蔚子 20 克，怀牛膝 20 克，炒韭子 15 克，楮实子 15 克，寸麦冬 15 克，五味子 15 克，山萸肉 15 克，沙苑子 15 克，巴戟天 15 克，上肉桂 10 克，车前子 10 克，蛇床子 10 克。

【主治】

婚后不育，命门火衰，精液稀薄清冷，精虫减少（每毫升低于 0.6 亿个），精虫活动率低，活动力弱。

【用法用量】

1. 上药共研极细末，容器密封贮存；

2. 每日早、中、晚各服 6 克，30克为 1 疗程。

【方解】

肉苁蓉、金樱子、菟丝子、炒韭子、五味子、巴戟天、蛇床子均有补肾阳的功效。

【特别说明】

婚前频繁过度手淫，损伤肾气，或贪色房劳，恣情纵欲，耗伤肾精，或先天禀赋不足，肾气虚弱，以命门火衰，生化无能，致精寒稀少，阳衰而无子也。

【禁忌】

服药期间禁房事，戒烟酒、生冷，禁在 45°C 以上热水中洗浴。

活精汤

【配方】

山药 15 克，熟地 15 克，桑葚子 15 克，山萸肉 10 克，枸杞子 10 克，牡丹皮 10 克，当归 10 克，茯苓 10 克，麦冬 10 克，女贞子 10 克，素馨花 6 克，白芍6克，泽泻6克，红花2克。

【主治】

死精症。

【用法用量】

水煎服，每日1剂。

不育症

韭子五子丸

【配方】

菟丝子30克，桑螵蛸30克，韭菜子15克，覆盆子15克，生山药15克，全当归12克，补骨脂12克，蛇床子10克，五味子10克，盐炒知母9克，盐炒黄柏9克，车前子9克，柴狗肾1具。

【主治】

不育症。

【用法用量】

水煎服，每日1剂。

【方解】

1.五子衍宗(少枸杞子)补肾育麟；

2.生山药盖脾阴；

3.柴狗肾、韭菜子、补骨脂温肾阳；

4.蛇床子、车前子利湿热；

5.桑螵蛸固精气；

【方解】

1. 当归、红花、白芍、素馨花养血活血，柔肝舒肝；

2. 枸杞子、麦冬、桑葚、女贞子滋补肝肾精气。

6. 全当归养血和血；

7. 盐炒知母、黄柏坚阴利湿；

8. 诸药合用共奏补肾利湿之功。

生精助育汤房金

【配方】

熟地黄20克，菟丝子20克，淫羊藿15克，党参15克，天精子15克，淮山药15克，仙茅12克，鹿角胶6克，紫河车6克。

【主治】

男性不育症。

【用法用量】

1.每日1剂，水煎服；

2.早晚各1次。20天为1个疗程。

【方解】

1.淫羊藿、菟丝子、仙茅温补肾阳，寓阳中求阴之意，使阴得阳助生化无穷；

2. 熟地黄、紫河车、天精子、鹿角胶等厚味之品，滋肾填精，以充实肾之阴精；

3. 党参、淮山药补气健脾，使水谷之精不断滋生，以补肾精化生之源；

4. 诸药合用，共收滋肾化源、生精助育之功。

【加减】

1. 精液有脓球者：加金银花、蒲公英；

2. 肾阳虚者：加制附子、肉苁蓉；

3. 肾阴虚者：加女贞子、桑葚子；

4. 脾肾两虚，便溏泄泻者：加破故、炒白术；

5. 睾丸坠痛者：加川楝子、荔枝核；

6. 精液不液化者：加黄柏、知母、土茯苓，减鹿角胶、紫河车。

【禁忌】

服药期间节制房事，可安排在女方排卵期同床。

益肾种子汤

【配方】

大熟地 15 克，生黄芪 15 克，全当归 10 克，枸杞子 10 克，肉苁蓉 10 克，巴戟天 10 克，仙灵脾 10 克，山萸肉 10 克，韭菜子 10 克，覆盆子 10 克，紫河车 6 克。

【主治】

男性不育症。

【用法用量】

每日 1 剂，30 日为 1 个疗程。

【方解】

1. 大熟地、山萸肉，性微温，补肝肾之阴，为提供生精血物质基础；

2. 肉苁蓉甘咸温，入肾经血分，补肾命，益精兴阳，《本草纲目》云"肉苁蓉强阳，益精气多子"；

3. 紫河车为血肉有情之品，滋补强壮，为补肾填精之盛品；

4. 覆盆子、枸杞子，取其五子衍宗丸之意，以填精补髓，疏利肾气；

5. 仙灵脾、巴戟天皆入肾经，以温肾壮阳，巴戟天尚有升发肾气而有兴阳之功；

6. 全当归补血；

7. 韭菜子味辛甘，性温，温补肝肾；

8. 综观全方益肾填精，阴阳互补，气血互生。

【加减】

1. 阴虚火旺者：去肉苁蓉、紫河车、巴戟天，加知母、二至丸、黄柏、鳖甲、麦冬；

2. 肝郁肾虚不射精者：则在肝郁肾虚型中加穿山甲、麻黄；

3. 肾虚肝郁者：加柴胡、石菖蒲、郁金、香附；

4. 阴虚湿热者：加胆草、二至丸、败酱草、泽泻，去巴戟天、紫河车、肉苁蓉；

5. 肾虚寒湿不液化者：基础方去覆盆子、大熟地、山萸肉，加知母、黄柏、丹参、小茴香、鱼鳔；

6. 肾精亏损不射精者：上方加麻黄、白芍、牛膝、蜈蚣、地龙；

7. 肝肾阴虚、上焦湿热不液化者：在上方去仙灵脾、巴戟天、肉苁蓉，加黄柏、天花粉、知母、败酱草、元参、鱼鳔，以滋补心肝肾，清利湿热；

8. 待精液检查恢复正常值后改服人参鹿茸丸、五子衍宗丸巩固疗效，促其怀孕；

9. 精子异常者（精子减少，成活率低下，活动度弱）属肾精亏损者：可重用紫河车，加鹿角霜等血肉有情之品。

【特别说明】

男性不育症临床有原发和继发之分，究其病因，或因禀赋素弱，房事不节，肾不藏精致肾气虚亏；或因婚后求子心切，擅自滥用壮阳之品则兴奋过甚，以致肾之阴阳失养，精少不育；或因用心过度，心火上亢，火亢则水不升而心肾不交，精液外溢，从而肾元亏损，命门火衰；或因素多膏粱味，体质肥胖，生湿聚痰，痰湿内阻，气机不畅，湿热下注；或因思虑惊恐，情志不畅，肝气郁结，疏泄失常，血气不和，宗气虚衰，肾虚肝郁；或因肾虚血瘀，瘀血阻滞精道。

本方拟益肾种子汤益肾填精，补气养血治疗精子异常、精液不液化、不射精致不育症取得满意效果。

加味七子衍宗汤

【配方】

车前子 12 克，甘枸杞 12 克，菟丝子 9 克，肉苁蓉 9 克，鹿角胶 9 克，覆盆子 9 克，山茱萸 9 克，补骨脂 9 克，全当归 9 克，何首乌 9 克，川续断 9 克，五味子 4.5 克。

【主治】

肾虚之男性不育症。

【用法用量】

上药水煎服，每日服 1 剂，每日 2 次，连续服用 3 个月为 1 个疗程。

【方解】

菟丝子、肉苁蓉、鹿角胶、山茱萸、补骨脂、五味子温补肾阳。

【加减】

1. 阳虚者：加仙灵脾、巴戟天、熟附子，去五味子、何首乌、全当归；

2. 阴虚者：加黄柏、白芍、丹皮，去补骨脂、山茱萸、鹿角胶；

3. 不排精者：加虎杖、炮山甲，另以蛤蚧去头足，研粉，早晚各吞服 3 克。

丹栀逍遥散化裁

【配方】

当归 10 克，茯苓 10 克，柴胡 10 克，陈皮 10 克，丹皮 10 克，白芍 10 克，栀子 10 克，大黄（后片）6 克。

【主治】

男子不育（肝郁化热，耗伤阴液）。

【用法用量】

水煎服，每日 1 剂。

【方解】

1. 茯苓利水渗湿；

2. 白芍养血活血。

益精汤

【配方】

党参 15 克，熟地黄 15 克，淫羊藿 15 克，当归 10 克，仙茅 10 克，菟丝子 10 克，覆盆子 10 克，桑葚 10 克，川续断 10 克，沙苑子 10 克，山茱萸 10 克，黄芪 10 克，茯苓 10 克，海狗肾半条。

【主治】

不育症。

【用法用量】

上药加水煎汤。每日 1 剂，分 2 次口服。15 日为 1 个疗程。

【方解】

1. 海狗肾更具暖肾壮阳、益精补髓之功；

2. 菟丝子、仙茅、覆盆子、川续断、淫羊藿、沙苑子等为补肾固精、平补阴阳之品；

3. 党参、黄芪为补气之要药；

4. 山茱萸补益肝肾，涩精敛汗；

5. 熟地黄、当归、桑葚等为补血滋阴之物；

6. 茯苓功能益心脾，利水湿。

【加减】

1. 精液中有白细胞及脓球，表现为下焦湿热者：酌加土茯苓、竹叶、金银花；

2. 有遗精及早泄者：酌加芡实、锁阳、五味子。

【特别说明】

男性不育常由肾亏、精虚、气血两亏所致，一般属虚证。根据"虚者补之"的原则，治疗当以补肾填精，补益气血为主。

本方诸药相伍，共奏补肾阳、填精液、益中气、滋养并增加精液量、提高精子数、促进活动率之功效。

【禁忌】

从服药始，每半个月查精液常规1次，节制性交，有利生育。

还少丹

【配方】

枸杞子 200 克，熟地 200 克，制首乌 200 克，山药 200 克，巴戟天 150 克，肉苁蓉 150 克，楮实子 150 克，仙灵脾 150 克，杜仲 150 克，补骨脂 150 克，茯苓 150 克，莲肉 150 克，芡实 150 克，山茱萸 150 克，五味子 150 克，续断 150 克，牛膝 150 克，远志 100 克，菖蒲 100 克，小茴香 100 克，糯米 500 克，蛤蚧 4 对。

【主治】

男性不育症。

【用法用量】

1. 将蛤蚧去头、足及鳞，切成方块用酒洗润放入锅内，至酒吸尽，烘干出锅；

2. 糯米浸 1 宿后沥干炒熟；

3. 其余各药均烘干后与蛤蚧、糯米共研细粉装瓶备用。

【方解】

1. 杜仲、补骨脂、巴戟天、仙灵脾、肉苁蓉、蛤蚧、楮实子、小茴香温肾壮阳；

2. 熟地、枸杞子、制首乌滋肾填精；

3. 莲肉、芡实配山茱萸、五味子能固肾涩精；

4. 续断、牛膝通行血脉且强腰膝；

5. 芡实、糯米、莲肉、山药、茯苓助生化之源以养先天；

6. 莲肉配远志、菖蒲又能交通心肾以安神；

7. 诸药合用，共奏调补肾中阴阳气血之功。

前列腺炎

参苓六黄汤

【配方】

党参 15 克，车前子 15 克，黄芪 15 克，生地黄 15 克，怀牛膝 12 克，黄连 10 克，黄精 10 克，蒲黄 10 克，黄柏 10 克。

【主治】

前列腺炎。

【用法用量】

每日 1 剂，水煎 2 次分服。

【方解】

1. 蒲黄活血化瘀，利小便；

2. 党参、黄芪益气，托毒排脓；

3. 怀牛膝壮腰补肾，活血通利；

4. 车前子、黄连清利湿毒；

5. 生地黄、黄精滋补肾气；

6. 黄柏坚阴利湿；

7. 诸药合用，共奏益气、解毒、利湿、排脓之功。

【特别说明】

临床治疗前列腺炎，针对病理，除解毒清热外，佐以托毒排脓之品，诸如参芪、皂刺、炮甲类，收效显著。

锦琥汤

【配方】

大黄（锦纹）10~15 克，半夏 10~15 克，琥珀 5~15 克。

【主治】

慢性前列腺炎。

【用法用量】

1. 大黄、半夏水煎成 200 毫升；

2. 用 100 毫升冲琥珀 5~10 克，1 次服完，每日早晚各服 1 次；

3. 初用本方，药量从轻到重，因人而异，服用前 3 剂时大黄用量 10 克，病人服药后，大便每日不超过 2 次，大黄可用到 15 克。

【方解】

1. 大黄具有泻下攻积、清热泻火、利湿退黄的功能；

2. 琥珀利水通淋。

【特别说明】

个别患者服药后有轻度腹痛，不用停药，2日后腹痛可自行缓解。

清浊饮

【配方】

车前子 15 克，蒲公英 15 克，萆薢 10 克，泽泻 10 克，赤芍 10 克，丹皮 10 克，王不留行 10 克，黄柏 8 克，青皮 8 克，苦参 6 克，木香 5 克，生甘草 5 克。

【主治】

慢性前列腺炎。

【用法用量】

每剂药煎水 2 次，每次煮 15 分钟，早晚各服 1 次。

【方解】

1. 丹皮、赤芍凉血化瘀消肿；

2. 蒲公英清热解毒消肿；

3. 黄柏清下焦湿热；

4. 青皮、木香疏肝理气；

5. 王不留行通脉消肿；

6. 苦参益肾养精，清热祛湿，标本兼治；

7. 泽泻、车前子、萆薢利湿通络；

8. 诸药合奏清热利湿、疏肝理气（肾开窍于二便，肝脉下络阴器，肝肾同源，疏肝可化肾气）、活血通络之功，而收其效。

【加减】

1. 瘀滞甚者：加穿山甲、三七；

2. 尿混浊者：加茯苓、石菖蒲；

3. 性欲减退者：加淫羊藿、巴戟天；

4. 尿次频数者：加乌药、桑螵蛸；

5. 大便秘结者：加熟军；

6. 年老体弱者：加黄芪、白术。

新订萆薢分清饮

【配方】

粉萆薢 12 克，滑石 12 克，王不留行 10 克，猪茯苓 10 克，炙山甲片 10 克，炒川黄柏 10 克，京赤芍 10 克，生甘梢 4 克。

【功用】

清热利湿，活血化瘀。

【主治】

慢性前列腺炎证属湿热瘀滞者。

【用法用量】

水煎服，每日 1 剂。

【方解】

1. 粉草薢味苦，性平，利湿去浊；

2. 滑石利湿清热；

3. 王不留行活血通经，利尿通淋。

【加减】

1. 肾阴虚者：酌加干地黄、沙苑子、女贞子；

2. 淤滞甚者：酌加西琥珀（饭丸吞或田七）；

3. 肾阳虚致阳痿者：去黄柏、茅根，加巴戟天、熟附片、肉桂；

4. 痛行精索者：酌加炒橘核，台乌药；

5. 镜检有脓细胞者：酌加败酱草、猫爪草。

【特别说明】

本品有"健腰膝，壮阳事"之功，用于慢性前列腺炎，每服 30~60 克，视肾虚瘀滞之程度，配合前方，疗效更佳。

前列腺增生症

癃闭散

【配方】

黄芪 15 克，薏苡仁 15 克，车前子 15 克，沙参 14 克，牛膝 14 克，木通 14 克，瞿麦 14 克，葫芦巴 14 克，赤芍 12 克，木香 12 克，白术 12 克，肉桂 8 克，甘草 3 克。

【主治】

前列腺增生症。

【用法用量】

每日 1 剂，水煎后分 2 次温服；7日为 1 个疗程。

【方解】

1. 肉桂温中补阳，通利血脉；

2. 木香气味芳香，行气止痛的功效颇佳；

3. 沙参清肺养阴，益肺气，养胃阴而复液；

4. 黄芪补气升阳，利水消肿；

5. 葫芦巴温肾阳，逐寒湿；

6. 牛膝活血祛瘀通经，补肝肾，强筋骨；

7. 白术补脾燥湿，利水为优；

8. 木通、车前子、瞿麦、薏苡仁均为利水通淋之佳品；

9. 赤芍清热凉血，活血散瘀，并具有较广泛的抗菌作用；

10. 甘草补中益气，缓急定痛。

【加减】

1. 湿热蕴结者：去黄芪、肉桂、白术，加白茅根、白花蛇舌草、金银花、苍术；

2. 气虚血瘀者：去车前子、肉桂、瞿麦，加桃仁、蜈蚣、益智；

3. 肾阳虚衰者：去瞿麦、车前子，加熟地黄、菟丝子、附子、人参；

4. 肝郁脾虚者：去黄芪、赤芍、肉桂，加栝楼仁、青皮、柴胡、大黄。

【特别说明】

前列腺增生症属中医学"癃闭"之范畴。癃闭的形成，主要为三焦气化失常、膀胱不利所致。病因不外上焦肺热气壅，水道通调受阻；中焦湿热不解，下注膀胱，致使气化不利；或下焦肾阳不足，命门火衰，不能化水行气，致使膀胱气化无权等。治宜益气补阳，活血通利，清利湿热。诸药相配，共奏补中益气、养胃健脾、活血化瘀、清热凉血、利湿通淋、温中助阳之功用，为治疗前列腺增生症的良方妙药。

【禁忌】

治疗期间忌服辛辣、酒类等刺激性较强之物。

前列腺肥大

宣导通闭汤

【配方】

车前子 30 克，滑石 25 克，怀牛膝 25 克，甘草 20 克，黄芪 15 克，淫羊藿 13 克，升麻 7.5 克。

【主治】

老年前列腺肥大。

【用法用量】

1. 每剂药煎 4 次，头煎药用水浸泡 30 分钟后煎煮；

2. 首煎沸后，慢火煎 30 分钟；

3. 二煎沸后 20 分钟，每次煎成 100 毫升；

4. 2 次混合一起，分 2 次，早晚餐后 1 小时服用。

【方解】

1. 甘草补三焦元气，可升可降，助气化通其闭塞为佐；

2. 车前子主气癃，利水道；

3. 车前子、黄芪一升一降，下走膀胱以行水；

4. 滑石利窍，能行上下表里之湿，尿道涩痛可除；

5. 牛膝下行，活血通脉，以助升降之机；

6. 黄芪为君，升气补中，助阳化气；

7. 淫羊藿主阳痿，茎中痛，利小便，益气力；

8. 升麻上行，气升则水降；

9. 全方补气力专，升举元气，化气行水，使小便通利。

【加减】

1. 凡症见小腹坠胀，时欲小便而不得出，或量少而不爽利，或小便不能控制，时有夜间遗尿，神疲倦怠等可选用本方；

2. 大便秘结者：加肉苁蓉；

3. 咳喘者：加杏仁、细辛；

4. 尿道涩痛者：加蒲公英、木通。

【特别说明】

老年前列腺肥大，起病缓慢，逐渐加重，主要表现为排尿功能障碍，尿路感染和慢性肾功能不全。对此，中医学认为，多由脏腑虚衰，无以助阳通窍，肾气不足，阴无以化，开阖失调，则小便不利。本方由《医林改错》黄芪甘草汤化裁加味而成。本方立意不是单纯利尿，功在上开肺气，以司肃降；升举中气，升清降浊，上气升，则下窍自通，乃下病上取之法，每多奏效。

补肾软坚活血汤

【配方】

核桃夹 30 克，鳖甲 20 克，熟地 20 克，芒硝 15 克，赤芍 15 克，黄柏 10 克，桃仁 10 克，甘草 10 克，王不留 10 克，知母 10 克，车前子 10 克，红花 10 克，川牛膝 10 克，皂刺 10 克，竹叶 6 克，肉桂 3 克。

【主治】

前列腺炎、前列腺肥大、尿潴留

所引起的小腹膨隆、尿频、尿急、尿痛。小便点滴难出，小腹部、会阴部、腰骶部胀困刺痛等。

【用法用量】

水煎服，每日1剂。

【方解】

1. 方中核桃夹临床反复验证有攻坚散结通窍作用，配皂刺、鳖甲、芒硝更增强活血软坚消结之力；

2. 桃仁、车前子、红花、王不留、赤芍、川牛膝、竹叶活血化瘀，通淋利尿；

3. 知母、黄柏、肉桂为通关丸，功能清下焦湿热，助膀胱气化；

4. 竹叶、甘草清心利尿，缓急止痛。

【加减】

气虚者：加党参、黄芪。

梁氏前列汤

【配方】

益智仁30克，白术30克，淮山药30克，黄芪30克，党参30克，煅龙骨20克，煅牡蛎20克，桑螵蛸15克，杜仲15克，续断15克，熟枣仁15克，五味子15克，山萸肉15克。

【主治】

老年性前列腺肥大症。多年来以本方治疗老年人肾气虚寒，夜多小便，脬气不固，颇验。

【用法用量】

1. 上药淡盐水拌过，蒸透晒干，研细末，炼蜜为丸，如绿豆大；

2. 每次服10克，开水送下，每日服2次，8岁以下小儿药量减半。

【方解】

1. 党参、淮山药、白术、黄芪健脾益气，运化水湿；

2. 五味子、益智仁、桑螵蛸、煅龙骨、煅牡蛎益肾固精缩尿；

3. 补肝肾、杜仲、熟枣仁、续断、山萸肉益精气；

4. 诸药合用，共奏益肾固精、缩尿之功。

【禁忌】

不可胶柱鼓瑟，生硬照搬。

男性乳腺发育

理气消疬汤

【配方】

杜仲15克，香附12克，栝楼12克，菟丝子12克，大贝母10克，柴胡10克，当归10克，赤芍10克，莪术10克，陈皮10克，白芥子10克，青皮10克，清半夏10克，三棱10克。

【主治】

男性乳腺发育。

【用法用量】

诸药混合，加水煎成汤剂；每日1剂，分2次口服。5剂为1个疗程。

【方解】

1. 用香附、柴胡、青皮、陈皮疏肝解郁以理气；

2. 半夏、白芥子、栝楼、大贝母化痰以散结；

3. 杜仲、菟丝子补肝益肾；

4. 三棱、莪术、当归、赤芍行血以运气。

【特别说明】

男性乳腺发育是指男子单侧或双侧乳房肥大，乳晕下触及盘状结节的病症，伴乳房胀痛，是一种不太常见的内分泌病症，男性乳腺发育属于中医学"男子乳疬"的范畴，青春期的男子比较多见，老年期男子亦可发生。

临床表现为乳晕中央的扁圆形肿块，可为一侧或双侧，质中等或稍硬，边缘清晰，有轻压痛或胀痛感，有的男子乳房肥大，状如妇乳。

中医学认为，本病的发病与肝、肾有关。肾气不充、肝失所养是发生本病的主要病因病机。

《医学入门》曰："盖由怒火房欲过度，以致肝虚血燥，肾虚精怯，不得上行，痰饮凝滞，亦能结核。"郁怒伤肝，肝气不舒，气郁化火，炼液成痰，气滞痰凝，络脉失和，痰凝结聚，则成乳疬，病机侧重于肝。

房劳伤肾，肾阴不足，虚火自炎，亦可炼液成痰，使痰火互结于乳络，而成本病。治宜疏肝理气，化痰散结，补肝益肾。

诸药合用,使壅者易通,郁者易达,结者易散,坚者易软,故能收到得心应手之效。

【禁忌】

治疗期间注意情志舒达,劳逸结合。

痔疮

消痔饮

【配方】

草决明 20 克,煅牡蛎 15 克,马勃 15 克,朱砂莲 15 克,黄柏 15 克,甘草 6 克。

【主治】

痔疮。

【用法用量】

布包马勃与其他药同煎 30 分钟,去渣留汁内服,每日 3 次,每次约 160 毫升。

【方解】

1. 草决明甘苦寒,善能降泄壅滞以通腑道,清利软坚而润肠燥;

2. 朱砂莲味苦辛性寒,清火消胀,散血止痛,既能收疮止痛,又有抑菌杀菌作用;

3. 黄柏清热燥湿,清火解毒;

4. 马勃具收敛止血之作用;

5. 甘草清热解毒,缓急止痛,调和诸药;

6. 煅牡蛎有收敛固涩之功效;

7. 诸药合用,有清热解毒、活血止血、软坚收疮、消肿止痛之功。

【加减】

1. 红肿痛剧者:加黄柏、黄芩、黄连;

2. 伴气虚痔核脱出者:加黄芪、潞党参、柴胡、升麻;

3. 便血严重者:可加槐角、地榆;

4. 小便不利者:加茯苓、车前草、木通;

5. 虚证便秘者:加火麻仁、生地、杏仁、郁李仁;

6. 实证便秘者:加熟大黄、枳实;

7. 血虚者:加熟地、白芍、当归、阿胶。

膀胱、睾丸炎

三棱汤

【配方】

木香 25 克，橘核 20 克，山楂核 20 克，荔枝核 20 克，公英 20 克，海藻 15 克，泽泻 15 克，杜仲炭 15 克，防己 10 克，牛膝 10 克，桃仁 10 克。

【主治】

急性睾丸炎。

【用法用量】

每日 1 剂，水煎分 2 次服。

【方解】

1. 荔枝核、橘核、山楂核、海藻起到软坚散结的作用；

2. 桃仁、牛膝起到活血化瘀、促进炎症吸收的作用；

3. 杜仲炭、木香起到补肾理心、缓急止痛的作用；

4. 防己、公英、泽泻起到清热解毒、消炎利湿的作用；

5. 诸药合用，可达到缩短疗程迅速治愈的目的。

三草二核汤

【配方】

夏枯草 30 克，橘核 20 克，荔枝核 20 克，败酱草 20 克，龙胆草 15 克，乌药 15 克，延胡索 15 克，木香 10 克，桃仁 10 克，小茴香 10 克，枳壳 10 克，赤芍 10 克。

【主治】

睾丸炎，症见阴囊肿大，疼痛剧烈，向腹股沟及下肢放射痛，附睾肿大，质硬有硬结及压痛，全身不适。

【用法用量】

上述为 1 剂用量，水煎服，每日剂作 3 次服。

【方解】

1. 乌药、枳壳、橘核、荔枝核、茴香、木香以疏肝理气，散结止痛；

2. 败酱草、夏枯草、龙胆草清热利湿，泻火解毒为主药；

3. 赤芍、桃仁、延胡索活血祛瘀以疏通经络。

第八章　妇科疾病

崩漏

加味乌贼骨汤

【配方】

补骨脂 10~15 克，赤石脂 10~15 克，海螵蛸粉 10~15 克，紫石英 10~15 克，仙鹤草 10~15 克，炙黄芪 15~20 克，覆盆子 12 克，炒茜草 10 克，升麻 10 克。

【主治】

功能失调性子宫出血，亦称"崩漏"。

【用法用量】

1. 将上药以冷水浸泡 10 分钟；煮沸后以文火煎 40 分钟，过滤去渣即可；

2. 每日 1 剂，于饭前半小时温服 150 毫升，每日 2 次；

3. 出血严重者，以 2 剂入煎，分 3 次服用。

【方解】

1. 加味乌贼骨汤意在补益脾、肾，固冲止血，标本同治，故止血效果颇佳；

2. 紫石英、补骨脂、覆盆子以温肾固冲；

3. 以海螵蛸粉、炒茜草为主药，意在通补兼施；

4. 赤石脂、仙鹤草以助止血之力；

5. 炙黄芪、升麻以升脾固滞；

6. 此方用于更年期子宫内膜增生所造成的子宫出血，效果尤佳。

【加减】

1. 夹热者：加地榆炭；

2. 夹瘀者：加熟大黄炭。

【禁忌】

治疗前需排除其他器质性疾病，治疗期间需调节情志，忌食辛辣生冷之物。

龙骨散

【配方】

龙骨 30 克，当归 30 克，香附 30 克，棕榈炭 15 克。

【主治】

崩漏。

【用法用量】

共研为细末，待用；每日 3 次，每次 12 克，空腹米汤送服。可作汤剂，水煎服。

【方解】

1. 方中用龙骨固涩止崩，合以棕榈炭，则涩血固崩的疗效更佳；

2. 配伍当归、香附，补血行血，使血能循经；

3. 如果血去过多，血脱气竭者，兼用人参，或用独参汤调下更佳。

【禁忌】

治疗期间忌油腻鸡鱼燥物，本散剂不适宜肿瘤所致的子宫出血。

养宫汤

【配方】

牡丹皮 10 克，麦冬 10 克，鹿衔草 10 克，生地黄 15 克，白芍 15 克，玄参 15 克，沙参 15 克，延胡索 15 克，仙鹤草 15 克，墨旱莲 12 克，阿胶（烊化另服）12 克。

【主治】

青春期失调性子宫出血病（亦称青春期崩漏）。

【用法用量】

上药加水煎成汤剂；每日 1 剂，分 2 次温服。

【方解】

1. 白芍、玄参、生地黄、沙参、墨旱莲、麦冬、阿胶之品滋养肾阴，俾阴生而阳自秘；

2. 牡丹皮、仙鹤草清热凉血，血热得清则血海自固；

3. 延胡索行气活血，以防寒凉留瘀；

4. 血止以后，用六味地黄丸巩固复旧，恢复肾气，这对重建月经周期具有积极的作用。

【加减】

1. 夹瘀者：加茜草；

2. 气虚明显者：加黄芪、太子参；

3. 经量偏多者：加血余炭。

【禁忌】

1. 治疗期间注意劳逸结合，避免精神紧张；

2. 忌食生冷酸辣之物，加强会阴部卫生。

祛瘀止崩汤

【配方】

生地 15 克，黄芩 15 克，牛膝 12 克，香附 12 克，赤芍 12 克，栀子 12 克，红花 10 克，柴胡 10 克，桔梗 10 克，阿胶 10 克，当归 10 克，丹皮 10 克，甘草 8 克，鲜藕节 3 块为引。

【主治】

适用于血瘀、气滞、血热型之崩漏，月经失调导致的崩漏等证也可应用此方。

【用法用量】

水煎服，每日 1 剂，分 2 次早饭前、晚饭后温服。其中阿胶烊化另服。

【方解】

1. 丹皮、栀子清热泻火除烦，凉血活血止血；

2. 牛膝善降，黄芩清热，一清一降通利血脉，引血引热下行，以利祛血府瘀热；

3. 柴胡、香附疏肝解郁，畅顺气血，并升达清阳，以利降浊；

4. 当归、生地、阿胶养血滋阴，以防理气药泄散，活血药破损而耗伤阴血；

5. 红花、川芎、赤芍活血化瘀，相得益彰；

6. 桔梗开宣肺气，载药上行；

7. 藕节涩平，功专收涩止血，凉血化瘀；

8. 甘草调和诸药。

【加减】

1. 出血量多，夹有藏块，小腹痛者：加蒲黄炭、五灵脂、泽兰；

2. 出血日久量多者：加黄芪、阿胶加量；

3. 出血量多，热象明显者：加重生地、黄芩用量；

4. 使用时若出血量多者：加榆炭、棕榈炭或焦栀、香附炭。

【特别说明】

崩漏即崩中漏下，指在非经期忽然阴道大量出血，或持续淋漓不断出血。崩漏病的主要发病机理是脏腑气血功能失调，冲任损伤，不能制约经血，经血从胞宫非时妄行，与肝、脾、肾三脏密切相关，不外乎肝不藏血血热妄行，脾不统血（气不摄血）血不归经，肾虚亏损冲任失调等。常见病因有血热、肾虚、脾虚、血瘀等。可突然发作，亦可由月经失调发展而来。崩漏治法，以调节脏腑功能为主，使气血平和，冲任得固，其病自愈。古有"漏轻崩重、漏缓崩急"之说，治疗时应根据不同情况，分别采用塞流、澄源、复旧三法。

本方系在王清任"血府逐瘀汤"方基础上加减而成。

全方配伍，气血兼顾，疏肝行气以利祛瘀；升降同用，升清以利降浊，使瘀浊得逐，不再为患；又攻中有补，祛瘀而不伤正；可使气机升降有常，出入有序，气血流畅，瘀去血止。

【禁忌】

切忌在经期行房事。《医宗金鉴》提到："亦有女子天癸即至，逾期不行与男子合，末期思与男子合与夫经正行时而合，此皆合之非道。亦致不调。"致成本病。

补益冲任汤

【配方】

党参 15 克，淡竹茹 15 克，女贞子 12 克，补骨脂 12 克，紫石英 12 克，炒当归 9 克，淡苁蓉 9 克，沙苑蒺藜 9 克，枸杞子 9 克，旱莲草 9 克，鹿角霜 6 克，小茴香 3 克。

【主治】

崩漏久治不愈（包括经西医妇科诊断为功能性子宫出血，或人流后出血量多如崩或淋漓不净，或疑似子宫内膜异位致崩等）。

【用法用量】

崩漏一般以塞流止血为多，摄止以后，即服本汤以补益冲任，以复其正，连服 1~2 个月，每日煎服 1 剂，崩漏即不再复作。

【方解】

本方用于辨证属冲任虚寒者，一般不做大的加减。综观本方为合王氏温养奇经方及吴氏通补奇经丸之鹿角霜、当归、沙苑蒺藜、小茴香、党参、苁蓉、紫石英、枸杞子、补骨脂。更溶入女贞子、旱莲草者，于大量温补奇经药中，适当加入苦温、甘寒之品（二味即王肯堂二至丸方），养阴、收敛、安五脏。

本方适用于冲任虚寒者。临床表现为出血量多或淋漓不断，色淡红，精神萎靡，头目虚眩，面色晦暗，尿频而长，大便溏薄，舌淡苔薄白，脉沉细或微弱，尺脉尤甚。

温涩固宫汤

【配方】

乌贼骨 12 克，当归 10 克，白芍 10

克, 茜草根 10 克, 熟地 10 克, 阿胶 10 克, 川芎 6 克, 血余炭 6 克, 艾叶 6 克。

【主治】

崩漏, 冲任脉虚, 寒邪凝滞, 小腹疼痛, 月经过多, 或妊娠下血, 产后下血, 淋漓不断等。

【用法用量】

水煎服, 每日 3 次。

【方解】

1. 本方是在经方乌贼骨丸、胶艾汤的基础上, 又综合时方之有效药味加减变化而来;

2. 当归甘温, 养肝补血;

3. 艾叶温经暖胞;

4. 熟地甘温, 滋肾补血, 以壮血液生化之源;

5. 阿胶功专补血止血;

6. 白芍酸敛, 助当归养血和阴, 缓急止痛;

7. 乌贼骨味咸微温, 收涩止血, 血余炭、茜草根止血祛瘀生新;

8. 川芎辛温香窜, 活血行气, 畅通气血, 下行血海, 并可使熟地、当归、白芍等补而不滞;

9. 合而用之, 可和血止血, 养血

调经, 兼能安胎, 是临床治疗妇产科疾病的有效方剂。

【加减】

1. 心悸者: 加茯神、炒柏子仁;

2. 腹不痛者: 去川芎;

3. 腹痛明显者: 加砂仁、香附、延胡索;

4. 气虚明显或小腹下坠者: 加党参、黄芪;

5. 血下多者: 当归宜减量, 加地榆炭、棕榈炭;

6. 腰酸腹痛者: 加杜仲、续断、桑寄生;

7. 肢冷明显者: 加炮姜炭、炙甘草。

【特别说明】

1. 温涩固宫汤临床治疗妇产科疾病, 如妇女月经过多、先兆流产和功能性子宫出血等, 血虚腹痛和胎动不安者亦可酌情使用;

2. 温涩固宫汤主要针对冲任虚寒、崩中漏下者而设;

3. 若功能性子宫出血等因血热妄行所致者, 则非本方之所宜也;

4. 在服用本方期间, 情志宜安静, 尽量避免精神刺激;

5. 食物宜清淡，禁食烟酒及辛辣刺激食物。

加减清海丸

【配方】

熟地 24 克，龙骨 24 克，北沙参 15 克，白芍 15 克，淮山药 12 克，石斛 12 克，女贞子 12 克，旱莲草 12 克，山萸肉 12 克，阿胶 12 克，麦冬 12 克，白术 9 克，丹皮 9 克，桑叶 9 克。

【主治】

崩漏。

【用法用量】

1. 每日 1 剂，水煎分服。服至 5~7 剂后，崩块之热得减者，去桑叶、丹皮，加龟板、鳖甲、牡蛎；

2. 愈后每月经前服 4~5 剂，病根可除。

【方解】

1. 此方旨在养肝肾之阴，肾水足、肝阴充则相火安宅；

2. 丹皮、熟地、旱莲草、阿胶、山萸肉、女贞子多为凉血养血之品，既可遏其泛滥之势，又可补其漏泄之亏；

3. 沙参、石斛、麦冬养胃阴，以冲脉隶属阳明也；

4. 白术、山药补脾气，以脾为统血之脏也。

【特别说明】

本方的组成除有大队的滋养肝肾之药物外，还有健脾养胃之品，将滋补先天（肾、肝女子先天）与健运后天之药熔为一炉，堪称治疗室女崩漏之要旨矣。

带下病

龙牡完带汤

【配方】

煅龙骨 30 克，怀山药 30 克，白鸡冠花 30 克，生牡蛎 30 克，炒白术 30 克，炒杜仲 15 克，潞党参 10 克，车前子 10 克，苍术 6 克，陈皮 3 克，荆芥穗 3 克，生甘草 3 克。

【主治】

带下病（亦称白淫）。

【用法用量】

上药加水先煎煅龙骨、生牡蛎 15

分钟，再放其他中药煎 15 分钟，过滤去渣，待用；每日 1 剂，分 2 次口服。

【方解】

1. 方中用炒白术、怀山药、潞党参为主，补中健脾；

2. 白术兼以燥湿；

3. 辅以苍术、陈皮燥湿运脾理气；

4. 杜仲补肾；

5. 煅龙骨、生牡蛎、白鸡冠花，固涩止淫；

6. 荆芥穗收涩以止淫；

7. 车前子利水祛湿；

8. 生甘草调和诸药。

【特别说明】

带下者，由于劳伤冲任，风邪入于胞中，血受其邪，随入脏气湿热、湿寒所化。本方乃治脾、肾二虚，湿浊下注，带脉不固，白淫绵绵不止者。

【禁忌】

治疗期间忌冷饮、脂肪类食物，并做到起居有常。

乳衄

乳衄良方汤

【配方】

穿山甲 20 克，生牡蛎 18 克，茯苓 15 克，白术 15 克，牡丹皮 15 克，当归 12 克，黄芩 12 克，全栝楼 12 克，柴胡 9 克，甘草 6 克。

【主治】

乳衄。

【用法用量】

将上药混合加水浸泡 30 分钟，文火煎 30 分钟，取汁 200 毫升，口服。每日 1 剂，分 2 次口服。

【方解】

1. 柴胡、牡丹皮、黄芩疏肝清热；

2. 当归、穿山甲通经活络；

3. 茯苓、白术、甘草健脾益气；

4. 全栝楼、生牡蛎化痰软坚。

【禁忌】

1. 治疗期间保持乳头清洁；

2. 禁止喂乳，节制房事；

3. 忌食辛辣之品。

乳腺增生

乳癖消煎剂

【配方】

天冬 30 克，生牡蛎 30 克，生麦芽 30 克，白芥子 10 克，僵蚕 10 克，露蜂房 10 克，三棱 10 克，莪术 10 克，昆布 15 克，海藻 15 克，荔枝核 12 克，橘核 12 克，鹿角片 12 克，大贝母 12 克。

【主治】

乳腺增生。

【用法用量】

1. 上药混合，加水煎汤，过滤去渣，待用；

2. 每日 1 剂，分 2 次口服。2 个月为 1 个疗程，月经期停服。

【方解】

1. 大贝母、生牡蛎、昆布、海藻化痰软坚散结；

2. 三棱、莪术活血化瘀，理气止痛；

3. 荔枝核、橘核疏肝理气散结；

4. 僵蚕化痰散结；

5. 白芥子消皮里膜外之痰；

6. 天冬配鹿角片明阳两补；

7. 鹿角片温补肾阳，且能活血消肿；

8. 生麦芽可抑制催乳素分泌，而乳腺增生病人中催乳素水平明显高于正常人。

【特别说明】

乳腺增生中医学谓之"乳病""乳癖"，好发于 25~40 岁女性，症见单侧或双侧乳房可扪及串珠状结节，稍压痛，边缘不清，与皮肤和深部组织不粘连，肿块在经期有所缩小。

诸药同用可疏肝理气，补肾化痰，软坚散结，消肿止痛，恢复卵巢功能，调节性激素间的相对平衡。

【禁忌】

治疗期间避免精神刺激。

消癖汤

【配方】

鸡血藤 30 克，首乌藤 30 克，仙灵脾 15 克，菟丝子 15 克，当归 10 克，香附 10 克，郁金 10 克，柴胡 10 克，女贞子 10 克，白芍 10 克，旱莲草 10 克。

【主治】

肝郁、脾虚、肾亏而引起的乳腺增生及由此导致的月经不调，心神不安。

【用法用量】

水煎服，每日 1 剂，分两次口服，早晚各 1 次。

【方解】

1. 仙灵脾、菟丝子温阳化阴，使阴阳互济，冲任调理；

2. 鸡血藤、首乌藤养血活血，安神通络；

3. 柴胡、香附、郁金疏肝解郁，理气止痛；

4. 女贞子、旱莲草滋补肝肾之阴。

【加减】

1. 肝郁气滞盛者：可酌加青皮、元胡、川楝子、桔核（叶）等；

2. 气滞盛者：加桃仁、莪术、红花、三棱等；

3. 痰湿盛者：加栝楼、夏枯草、白芥子、半夏等。

月经期流口水

加减归脾汤

【配方】

炒白术 30 克，大枣 20 克，黄芪 12 克，酸枣仁 12 克，潞党参 12 克，当归 12 克，茯苓 10 克，龙眼肉 10 克，姜半夏 6 克，广木香 5 克，炙甘草 5 克，生姜 3 克。

【主治】

月经期流口水。

【用法用量】

将上药混合加水煎 2 次，2 次煎汁合并待用；每日 1 剂，分上、下午 2 次口服。5 剂为 1 个疗程。

【方解】

1. 用黄芪、白术为主，补气健脾；

2. 辅以当归、龙眼肉养血调经；

3. 茯苓、酸枣仁养心安神；

4. 姜半夏镇逆；

5. 木香理气，使补而不滞；

6. 甘草、生姜、大枣和胃健脾，以资生化。

【特别说明】

本症多因患有自主神经功能紊乱，

在月经期副交感神经活动相对亢进，导致胃肠蠕动加强，唾液及其他消化液的分泌增加。中医学认为，本证因心脾两虚、气血不足，致使运化失职、水津上注所致。

治宜益气补血，健脾敛津。

【禁忌】

忌食生冷，多吃易消化食物。

妊娠剧吐

活血安神平冲汤

【配方】

酸枣仁 30 克，珍珠母 30 克，丹参 12 克，半夏 10 克，白术 10 克，赤芍 10 克，红花 6 克，降香 6 克。

【主治】

妊娠剧吐（亦称妊娠恶阻）。

【用法用量】

1.上药加水煎成汤剂，过滤去渣，待用；

2.每日 1 剂，分 2 次温服。

【方解】

1.丹参、红花、赤芍活血化瘀，以降低孕期母血凝血因子，促进胎盘异质物的新陈代谢，使体内应泄之浊气得以排出，降低机体激素反应，以达到止吐的目的；

2.酸枣仁、珍珠母镇肝安神，消除孕妇神经发病因素，对呕吐所致之全身综合征候群有积极的治疗作用；

3.半夏、降香平冲止呕；

4.白术健脾安胎；

5.诸药合用，共奏活血化瘀、调气和中、镇肝安神、降逆止呕之功效。

【禁忌】

治疗期间忌食生冷、辛辣、油腻之物，调节精神，节制房事。

恶阻停胶囊

【配方】

紫苏梗 20 克，姜竹茹 20 克，砂仁 12 克，黄连 12 克。

【主治】

妊娠恶阻。

【用法用量】

共为细末，装空心胶囊；于三餐后及晚睡前，每次服药 3 克，每日 4 次，白开水送下，连服 7 日。

【方解】

1. 紫苏梗、砂仁行气宽中，顺气安胎，且能开胃消食；

2. 黄连苦寒，能泻心火，清内蕴之郁热，降胃之逆气；

3. 姜竹茹味甘性寒，清热除烦止呕；

4. 4 味相伍，共奏顺气安胎、平冲降逆之功；

5. 制成胶囊用来治妊娠恶阻，具有服药方便、无刺激性、胃内存留时间较长、止呕吐作用持久等特点。

【禁忌】

1. 治疗期间须卧床休息；

2. 用药以慢吞多次分服；

3. 忌房事及防精神刺激。

胎盘滞留

生化汤

【配方】

益母草 30 克，当归 20 克，川芎 10 克，桃仁 10 克，炮姜 6 克，炙甘草 3 克。

【主治】

胎盘滞留。

【用法用量】

每日 1 剂，水煎分 2 次口服；酌加黄酒，可助药力直达病所；常服 3 剂即可。

【方解】

1. 胎盘滞留为产后疾病之一，常需采用清宫术治疗；

2. 川芎、桃仁活血祛瘀，为主药；

3. 用当归、益母草养血活血；

4. 血得温则行，故用炮姜以温经散寒、增强活血祛瘀之功；

5. 配入甘草以协调诸药，共成活血祛瘀、温经止痛之剂；

6. 动物实验证明，本方中药物多具有改善红细胞变形、减少血小板凝集、降低血液黏稠度的作用，使瘀血的微循环状态得到改善；亦有增强宫缩、镇痛、消炎的功效，使残留的胎盘、黏膜组织脱下。

【加减】

1. 血虚较甚、下腹冷痛者：加附子或肉桂，以温经散寒；

2. 瘀块留阻、腹痛甚者：加蒲黄、五灵脂、延胡索，以化瘀止痛；

3. 血瘀发热、口干而苦者：减炮姜，加丹参、生大黄、赤芍；

4. 气血虚弱者：加黄芪、生地黄、白术、党参、龟甲胶，以补气养血；

5. 如属虚热者：可加青蒿或鳖甲，以清热凉血，加强活血祛瘀之力。

【特别说明】

1. 生化汤之所以起到了药物性清宫之效，与各药物的药理作用有关；

2. 本方无明显不良反应。

产后母乳少症

生乳汁验方

【配方】

花生米 250 克，黄豆 250 克，通草 10 克，猪前爪 2 只。

【主治】

产后母乳少症。

【用法用量】

1. 先将猪前爪、花生米、黄豆加水烧沸 20 分钟；

2. 后放入少量黄酒、盐及通草，再沸 5 分钟即可；

3. 将通草除去，分 3 日将以上猪前爪、花生米、黄豆饮食之。

【方解】

1. 本方用来治疗由产后失血耗气，化源不足所引起的产后缺乳；

2. 用猪前爪血肉有情之品补气血；

3. 辅以黄豆、花生米补血健脾，使以通草通乳管；

4. 诸药合用，使气血充足，生化有源，达到母乳增多之目的。

【禁忌】

脾虚、大便溏薄、腹泻者不宜服。

阴道壁松弛

加减二收汤

【配方】

黄芪 30 克，党参 15 克，白术 15 克，炒杜仲 15 克，炒白芍 15 克，熟地黄 15 克，怀山药 15 克，当归 10 克，金樱子 10 克，升麻 6 克，陈皮 5 克，炙甘草 5 克。

【主治】

阴道壁松弛。

【用法用量】

上药混合加水煮沸后 10 分钟即可；1 剂煎 2 次；每日 1 剂，分 2 次口服。

【方解】

1. 本方用来治疗因脾肾两虚、中气下陷所致之证；

2. 重用黄芪补中益气；

3. 辅以党参、炙甘草、白术、山药益气健脾；

4. 当归养血；

5. 佐以陈皮理气和胃；

6. 熟地黄、杜仲补肾；

7. 白芍敛阴；

8. 升麻、金樱子协助主药升提下陷之阳气；

9. 诸药合用，使脾气健运，肾气充足，气陷得升，则阴道壁松弛可愈。

【禁忌】

治疗期间需卧床休息，不要参加体力劳动。

不孕症

疏肝固冲调经汤

【配方】

制香附 12 克，山楂 12 克，熟地黄 12 克，巴戟天 12 克，益母草 12 克，鹿角胶 10 克，阿胶 10 克，橘核 10 克，续断 10 克，山茱萸 10 克，当归 10 克，白芍 10 克，丹参 10 克，菟丝子 10 克，白术 10 克，白茯苓 10 克，小茴香 6 克，炮穿山甲（代）6 克，柴胡 6 克。

【主治】

不孕症。

【用法用量】

上药加水煎成汤剂；每日 1 剂，分 2 次口服；15 剂为 1 个疗程。

【方解】

1. 柴胡、橘核、制香附疏肝解郁，调节病人精神心理，使月经恢复正常；

2. 续断、菟丝子、熟地黄、巴戟天、山茱萸固肾气，培冲任，温胞宫，使子宫、卵巢、内分泌系统生理正常，从而排卵受精；

3. 当归、白芍、白术、白茯苓、

鹿角胶、阿胶或健脾祛痰，或益气补血，均有调经和促进卵泡生成作用；

4. 丹参、益母草、炮穿山甲（代）、山楂肉活血消瘀，疏通脉络，可以清除输卵管的阻塞物质和子宫中沉积过多的脂质；

5. 小茴香通督脉，引药入胞宫。

【加减】

1. 无排卵者：加补骨脂、仙茅、覆盆子；

2. 输卵管阻塞者：加昆布、白芥子、海藻、地龙；

3. 月经先期，量多，色泽鲜红者：去炮穿山甲（代）、丹参、益母草，加鳖甲、石斛、黄芩、地骨皮；

4. 子宫小，证属虚寒，月经延期，色淡红者：加附子、肉桂、干姜、紫石英；

5. 膜样痛经者：加五灵脂、红花。

【特别说明】

不孕症受多种因素影响，主要是子宫器质性病变或功能性异常；卵巢或输卵管病变，不能生成卵子或排卵障碍；内分泌功能紊乱，影响产生卵泡成熟激素和黄体生成激素；全身性疾病的影响。

中医学认为，女子生育由肾气和冲任两脉所主，肾气旺，气血足，冲任通，月事以时下，两精相搏而成孕。月事与肝的疏泄功能、脾的生化功能有密切关系，故中医学对不孕症多以肾（包括冲任）、肝、脾（气血）论治。本方中主药有机结合，既能调节心理，又能调经活血，疏通输卵管，促进排卵，增强子宫生理功能，从而达到孕成之目的。此外还有强壮之功，故体弱者服用尤宜。

【禁忌】

治疗期间避免精神刺激，节制房事。

温肾种子汤

【配方】

黄芪15克，熟地黄15克，赤芍15克，桑寄生15克，艾叶12克，川断12克，狗脊12克，香附9克，川芎9克，吴茱萸9克，当归9克，乌药9克，肉桂6克，小茴香4克。

【主治】

不孕。月经后期，量少色淡，面色晦暗，精神萎靡，性欲淡漠，腹痛腿软，小腹冷痛，手足欠温，小便清长，大便不实，舌淡而苔白水滑，脉沉细或沉迟。

【用法用量】

水煎服，每日1剂，早晚各温服1次。

【方解】

1. 四物汤加黄芪养血益气调经；

2. 香附理气和血调经；

3. 桑寄生、川断、狗脊温养肝肾，调补冲任；

4. 艾叶、小茴香、吴茱萸、肉桂、乌药等品暖寒水以温养督脉。

【特别说明】

《圣济总录》："妇人所以无子，由于冲任不足，肾气虚寒故也。"傅青主亦云："夫寒水之地，不生草木，重阴之渊，不长真龙。胞胎寒冷，又何能受孕哉！"

故全方既温养先天之肾气以化精，又培补后天益气生血，使精充血足，冲任脉通，胎孕乃成。

调肝种子汤

【配方】

广木香10克，当归10克，紫河车9克，白芍9克，益母草9克，羌活9克，柴胡3克，香附3克。

【主治】

多年不孕，经期先后不定，经来腹痛，行而不畅，量少色暗，有小血块，经前乳房胀痛，精神抑郁，烦躁易怒，舌质正常或暗红，苔薄白，脉弦。

【用法用量】

水煎服。月经后第10~15天服本方4~6剂。

【方解】

1. 广木香芳香浓烈，善开壅导滞，升降诸气，为行气止痛之要药；

2. 羌活体轻气浓，善行气分，能散能行，功彻上下，遍达肢体，为却乱反正之要药；

3. 柴胡疏肝解郁，理气调经，乃行滞气、疏利肝胆之良品；

4. 香附具有行气、调经、止痛之功，为气病之总司，女科之主帅；

5. 益母草一味有活血调经之功，行血而不伤新血，养血而不留瘀滞，与其名实相符也；

6. 当归、白芍养血柔肝，功在治本之意，紫河车禀精血结孕而成，此乃为调经还需肾气旺盛，任脉通、冲脉充盛，月事得以如期而潮的物质基础所设，从而具备孕育的功能。

【加减】

1. 虚寒者：加苍白术、枳壳、川朴；

2. 实寒者：加桂心、紫石英、莪术；

3. 实热者：加丹皮、山栀；

4. 气虚者：加党参、黄芪、淮山药；

5. 虚热者：加知母、黄柏或生地、玄参；

6. 血瘀者：加桃仁、红花。

【特别说明】

古有"调经种子"之说，每求孕育，调经是一个先决条件。《女科要旨》云："妇人无子，皆由经水不调，经水所以不调者，皆由内有七情之致，外有六淫之感，或气血偏盛，阴阳相乘所致，种子之法，即在于调经之中"。情志不舒，则肝失条达，气血失调，冲任不能相资。故多年不孕。

本方以疏肝解郁、养血调经立意，其效果不言而喻矣。

外阴营养不良

活血通精汤

【配方】

制何首乌 30 克，益母草 30 克，肉苁蓉 20~30 克，黑芝麻 20~30 克，补骨脂 20 克，全当归 15~20 克，鸡血藤 15 克，川牛膝 15 克。

【主治】

外阴白色病变。

【用法用量】

1. 将上药加水煎 2 次，2 次药汁混合待用（黑芝麻另包）；

2. 上述汤剂分 2 次口服（黑芝麻嚼碎服）；

3. 再将药渣煎第 3 次，以药液熏洗坐浴。每日 1 剂，30 剂为 1 个疗程。

【方解】

1. 补骨脂、肉苁蓉、黑芝麻诸药不仅增强了滋肾柔肝之力，且补骨脂、黑芝麻有驱白还色之功；

2. 制何首乌、益母草、全当归、牛膝、鸡血藤 5 药以活血通经为主，兼有益肾养肝之功。

3. 本方诸药合用，血活精通，筋

柔色正，病证痊愈。而内服外用并举，疗效更佳。

【加减】

月经中血块多者：加生蒲黄10克，五灵脂10克。

【特别说明】

妇女外阴白色病变的原因至今尚未明确。近来不少学者认为，局部营养障碍可能为导致本病的直接原因。有人发现病人多有婚前长期手淫史。中医学认为，阴器乃宗筋之所聚，长期手淫或其他原因之不良刺激，造成精血瘀滞，筋脉失荣，故萎缩变白。

外阴营养不良又称外阴白色病变、外阴白色病损、外阴白斑。所谓外阴白斑实际上是指外阴局部神经与血管营养障碍引起的组织变性与色素改变的疾病。临床上常常把外阴局部的皮肤与黏膜变白变粗或萎缩性疾病，统称为"外阴白斑"。

【禁忌】

治疗期间需禁房事，忌食辛辣刺激性食物、无鳞鱼类、醋，忌烟、酒。

滴虫阴道炎

蛇床子散

【配方】

黄柏30克，蛇床子3克，鹤虱3克，苦参3克，白矾3克，大风子3克，雷丸3克，川花椒3克，冰片1克。

【主治】

滴虫性阴道炎（亦称阴痒）。

【用法用量】

1.将诸药共研细末，储瓶备用；

2.取消毒纱布1块，大小为10厘米×10厘米；先涂上少量凡士林，再涂上药粉，后将纱布折叠成条状，晚上临卧时纳入阴道中，清早取出；

3.1次未愈，可用数次不限。

【方解】

1.蛇床子辛、苦、温，入肾经，功在温肾壮阳，燥湿杀虫，现代药理研究证明，蛇床子在试管内对皮肤真菌有抑制作用；

2.白矾为收敛燥湿止痒之常用药；

3.大风子有祛风燥湿杀虫的作用；

4.冰片外用消肿止痛，防腐止痒，在试管内能抑制猪霍乱杆菌、大肠埃希菌、金黄色葡萄球菌的生长；

5.川花椒性大热，味辛，善散阴寒，在试管内对炭疽杆菌、溶血性链球菌、白喉杆菌、肺炎双球菌、金黄色葡萄球菌、大肠埃希菌、宋内痢疾杆菌、伤寒杆菌、铜绿假单胞杆菌和部分皮肤真菌有抑制作用；

6.苦参为清化湿热、祛风杀虫之品，现代药理研究证明，苦参对多种皮肤真菌有抑制作用；

7.黄柏具有清热燥湿、泻火解毒之效，黄柏煎剂对人型结核杆菌有完全抑制的作用，对枯草杆菌、金黄色葡萄球菌、福氏痢疾杆菌，亦有显著的抗菌效能；

8.雷丸、鹤虱为杀虫之要药；

9.本方诸药合用，共奏清热燥湿、消肿止痒、抗菌杀虫之效用。

【特别说明】

滴虫性阴道炎是毛滴虫所引起的妇科常见炎症之一。临床表现为白带增多，呈黄白色，质稀薄，有时见泡沫状或混有少许血液，并有臭味，外阴部及阴道瘙痒，有虫爬感，间或有灼热及疼痛感。

妇人阴痒，多因湿热生虫，甚则肢体倦怠，小便淋漓。治宜清热燥湿，杀虫止痒。

【禁忌】

治疗期间，应每日清洁会阴部，忌食腥腐辛辣之品。

止痒汤

【配方】

透骨草、苦参、地肤子各30克，蛇床子、白鲜皮、马齿苋各15克，土茯苓20克，白头翁、百部各10克。

【主治】

滴虫性阴道炎。

【用法用量】

上药成方，加水煎成汤剂。每日1剂，早、晚各1次，外洗阴部。

【方解】

1.蛇床子、苦参、百部清热燥湿，杀虫止痒，现代药理研究证明，上述诸药对滴虫、真菌有抑制和杀灭的作用；

2.透骨草、白鲜皮、白头翁、土茯苓除湿止痒；

3. 马齿苋清热解毒；

4. 本方诸药配伍，共奏清热除湿、杀虫止痒之效。

【加减】

1. 痒甚者：加冰片；

2. 伴有大量脓臭带者：加鱼腥草。

【特别说明】

滴虫性阴道炎属中医学"阴痒"范畴。本病多由内因湿热感受外邪，与肝、脾二脏有关，湿热下注，表现为外阴及阴道瘙痒不堪，甚至疼痛难忍或伴有带下增多等特征。《医宗金鉴》曰："妇人阴痒，多以湿热生虫，甚则肢体倦怠，小便淋漓，宜服逍遥丸、龙胆泻肝汤。"

【禁忌】

治疗期间，应每日清洁会阴部，忌食腥腐辛辣之品。

卵巢囊肿

益气活血软坚汤

【配方】

黄芪25克，牡蛎30克，丹参25克，红花15克，玄参15克，党参15克，炮穿山甲（代）15克，白术12克，川芎12克，川贝母12克，三棱10克，莪术10克。

【主治】

卵巢囊肿。

【用法用量】

上药加水煎成汤剂；每日1剂，分2次口服；半个月为1个疗程。

【方解】

1. 黄芪性味甘温，为补气之要药；

2. 牡蛎收敛固涩，软坚散结；

3. 丹参、红花、川芎、炮穿山甲（代）、莪术等均为活血化瘀、行气通经之品。

消瘤丸

【配方】

生黄芪50克，醋小麦50克，当归30克，海藻25克，牡丹皮25克，赤芍25克，桂枝20克，昆布20克，桃仁20克，大黄20克，川贝母 15 克，甘草 15 克，穿山甲（代）15 克。

【主治】

卵巢囊肿。

【用法用量】

1. 共研细末，以蜜为丸，装瓶备用；早、晚各服 30 克。30 日为 1 个疗程；

2. 长期服用，直至肌瘤消失。

【方解】

1. 黄芪、当归能活血化瘀，补气生血，扶助正气；

2. 大黄泻火解毒，下有形之积滞；

3. 桃仁、穿山甲（代）、赤芍活血破瘀，消肿止痛，通调血脉；

4. 醋小麦、桂枝益气养心，行气通阳；

5. 海藻、昆布软坚散结，消痰利水；

6. 甘草益气解毒止痛，调和药性。

【加减】

1. 纳差者加鸡内金；

2. 气虚甚者：加人参、怀山药；

3. 腹痛甚者：加五灵脂；

4. 肝郁者：加柴胡、郁金；

5. 月经过多者：加益母草；

6. 出血多者：加三七粉、地榆炭；

7. 血虚甚者：加阿胶。

【特别说明】

《灵枢·水胀》曰："石瘕生于胞中，寒气客于子门，子门闭塞，气不得通，恶血当泻不泻，衄以留止，日以益大，状如怀子。"其病机主要是气滞血瘀，气血两虚。治以扶正祛痰、散结通络、攻补兼施为宜。本方诸药配伍，具有补气生血、扶助正气、散瘀血、疏经络、消肿止痛之功。药证合拍，疗效满意。治疗期间定期行 B 超检查，确定其瘤体之大小，以观察治疗之效果。

女性早熟

清肝散核汤

【配方】

白芍 10 克，夏枯草 10 克，海藻 10 克，昆布 10 克，生麦芽 10 克，浙贝母 10 克，橘核 10 克，太子参 10 克，柴胡 5 克，黄芩 5 克，栀子

5 克。

【主治】

女性早熟。

【用法用量】

1. 上方加水煎成汤剂；每日 1 剂，每服 6 剂停药 1 日；

2. 同时服用知柏地黄丸，每日 3 次，每次 3 克；

3. 治疗 1 个月为 1 个疗程，连服 3 个月。

【方解】

1. 夏枯草为清肝火、散郁结之品；

2. 黄芩清热燥湿，泻火解毒；

3. 浙贝母清热散结；

4. 栀子泻火泄热，配黄芩能泻肺火；

5. 白芍能养血敛阴；

6. 柴胡为清热升散之品；

7. 橘核理气散结止痛；

8. 海藻、昆布有消痰结、散瘿瘤之功；

9. 太子参是一味益气清补药；

10. 生麦芽有消食和中之能。

【特别说明】

女性早熟是指女性性成熟开始年龄明显提前，医学上指女童的性腺过早发育，表现为女性特征发育。

女性早熟亦属现代社会生活条件优越所致。中医学认为，小儿纯阳之体内蕴火热，从而促使性早熟。治以滋阴泻火为则。

本方诸药合用，具有清肝火、理气散结之功用，配以知柏地黄丸滋阴清肝，相得益彰。

【禁忌】

治疗期间停服滋补药品，少吃膏粱厚味之品。

更年期汗症

五倍二仙汤

【配方】

党参 15 克，山茱萸 15 克，龟胶 12 克，鹿胶 12 克，肉苁蓉 10 克，生地黄 10 克，枸杞子 10 克，木香 10 克，菟丝子 10 克，酸枣仁 10 克，当归 10 克，佛手 10 克，五倍子 6 克。

【主治】

更年期汗证。

【用法用量】

每日 1 剂，分 2 次煎服。连服 15 日为 1 个疗程。

【方解】

1. 当归养血活血；

2. 党参大补元气；

3. 山茱萸、龟胶、生地黄、枸杞子滋补肝肾之阴；

4. 佛手、木香疏肝理气；

5. 菟丝子、鹿胶、肉苁蓉温补肾阳，阴阳并补，阳生阴长，互根互用；

6. 山茱萸、酸枣仁、五倍子酸甘敛阴止汗，且酸枣仁又能养心安神。

【加减】

1. 伴心悸气短、纳呆者：去龟胶，减少鹿胶用量，加陈皮、缬草、麦芽；

2. 心烦易怒、失眠者：加合欢皮、地骨皮、首乌藤。

【特别说明】

更年期部分妇女可出现多汗，该证皆因肾气渐衰，天癸由少至涸而致，是更年期常见的症状之一。

综观全方，阴阳气血并补，补而不滞，温而不燥，如是则气固血充，阴阳平衡，"阴平阳秘"，五脏安和，精气内守，汗出自愈。

【禁忌】

1. 治疗期间忌烟酒、咖啡，少饮浓茶；

2. 忌食辛辣香燥、生冷刺激的食物。

胎儿宫内发育迟缓

寿胎煎

【配方】

党参 12 克，炙黄芪 12 克，桑寄生 12 克，炒白术 9 克，当归 9 克，续断 9 克，菟丝子 5 克，阿胶（烊化）5 克，熟地黄 5 克，砂仁 3 克（后下）。

【主治】

胎儿宫内发育迟缓（亦称胎萎不长、胎弱证）。

【用法用量】

上药加水煎成汤剂；每日 1 剂，分 2 次口服。服用 20~50 剂。

【方解】

1. 菟丝子、桑寄生、续断温肾益

精以壮胎气；

2. 阿胶、熟地黄、当归滋阴补血以荫胎元；

3. 党参、黄芪、白术健脾益气以滋化源；

4. 砂仁既是安胎要药，又有行气醒脾和胃之功，可使该方滋而不腻，补而不滞。

【加减】

1. 偏肾阴虚者：重用熟地黄，加龟甲胶；

2. 偏肾阳虚者：重用续断，加炒补骨脂；

3. 气虚甚者：加易党参为人参；

4. 血虚甚者：重用阿胶；

5. 胎有热者：加生地黄、黄芩；

6. 气滞者：酌加紫苏叶、木香。

【特别说明】

胎儿宫内发育迟缓也称胎盘功能不良综合征或胎儿营养不良综合征。一般认为与遗传、因早孕期孕妇患感染性疾病、胎盘与血管因素、多胎妊娠、母亲的营养和生活环境等因素有关。胎儿宫内发育迟缓多因孕妇体质虚弱或产育过于勤密，或孕后将养失宜，以致脾肾两亏，阳气受损，经血化源不足，胎失荫育而成。《校注妇人良方》曰："夫妊娠不长者，因有宿痰，或因失调，从致脏腑衰损，气血虚弱，而胎不长也。"《景岳全书》亦云："妊娠胎气本乎血气，胎不长者，亦惟血气之不足耳。"故治宜健脾温肾，补气养血。

诸药合用，使脾健肾强，气充血旺，源盛流畅。又加之以饮食调理，则胎得所养，胎萎自然痊愈。

【禁忌】

治疗期间嘱加强饮食调养，注意休息。定期进行妇产科检查。

放环后经漏

环漏汤

【配方】

茵陈30克，荆芥炭20克，地骨皮10克，炒黄芩10克，制苍术10克，茜草10克，当归10克，地榆炭10克，川楝子10克，滑石10克，益母草10克。

【主治】

放环后经漏。

【用法用量】

上药加水煎成汤剂，每日 1 剂，早、晚各服 1 次。

【方解】

1. 本方以茵陈为君，清热利湿以治其本，黄芩伍苍术，苦能燥湿，寒能清热，又不伤阳气，滑石甘淡，利湿而不伤阴，三者为臣；

2. 茜草、益母草、当归活血凉血，地榆炭、荆芥炭收敛止血，地骨皮清胞中之热，六药为佐；

3. 川楝子疏肝经之郁以为使。

【加减】

1. 血瘀甚者：加桃仁、红花，重用益母草；

2. 湿热甚者：加贯众炭、败酱草；

3. 气滞明显者：加延胡索、炙枳壳、炒白芍。

【特别说明】

育龄期妇女放置节育环后，往往有不同程度的子宫出血，表现为月经过多，经期延长，或经间不规则出血等，中医学谓之"经漏"。其病机是因节育环进入胞宫之后，原来平衡的内环境起了变化，湿邪乘虚侵袭，留恋胞脉，久蕴化热，扰动血海，遂致经漏。

本方中各药合用，清热而不伤阳，利湿而不损阴，补不碍湿，行不动血，具有清热利湿、活血凉血、收敛止血之功效。

【禁忌】

治疗期间禁用辛辣生冷之物，忌酒，绝房事。

药物流产后不全流产

脱膜煎

【配方】

当归 30 克，丹参 30 克，益母草 30 克，蒲公英 30 克，川牛膝 15 克，生黄芪 15 克，三棱 10 克，莪术 10 克，桃仁 10 克，赤芍 10 克，牡丹皮 10 克，红花 5 克。

【主治】

药物流产后不全流产。

【用法用量】

每日1剂，水煎浓缩成300毫升，早、晚2次分服。7日为1个疗程。

【方解】

1. 三棱、莪术破血逐瘀；

2. 当归、丹参、生黄芪益气养血，气血既旺，运行流畅，能鼓舞三棱、莪术逐瘀消积，又可使瘀去而气血不至于伤损；

3. 益母草、桃仁、赤芍、牡丹皮、红花加强活血逐瘀之力；

4. 川牛膝引血下行；

5. 赤芍、蒲公英凉血活血。

【加减】

1. 腹痛者：加制延胡索、炒川楝子；

2. 出血量多者：加三七粉、制乳香、制没药。

【特别说明】

药物流产后不全流产属中医学"产后恶露不绝一坠胎""崩漏"等范畴，多为药物流产后子宫内膜剥脱不完全，蜕膜组织残留，瘀血留滞胞宫，胞脉受阻，气血运行失常，瘀血不去，新血不得归经，导致阴道不规则出血，漏下日久，气血亏虚，虚瘀互结，气血运行涩滞，瘀血更难清除。治宜破血逐瘀，益气养血。

本方诸药合用，使瘀血祛除，胞脉通畅，血行常道不妄行，则阴道出血自然停。

输卵管阻塞

通管逐瘀汤

【配方】

生地黄15克，川牛膝15克，当归12克，桃仁10克，红花10克，赤芍10克，川芎10克，柴胡10克，穿山甲（代）10克，枳壳10克，肉桂（锔）8克，甘草3克。

【主治】

输卵管阻塞。

【用法用量】

上药加水煎服，每日或隔日服1剂；1个月为1个疗程。

【方解】

1. 柴胡入厥阴肝经，调其疏泄；

2. 牛膝引药下行直达血室；

3. 川芎行血；

4. 穿山甲（代）消瘀通络；

5. 当归、生地黄养血调肝；

6. 枳壳行气；

7. 肉桂（镉）温通血脉；

8. 桃仁、红花、赤芍活血化瘀。

【加减】

1. 兼实热者：加牡丹皮、栀子；

2. 兼气虚者：加黄芪、党参；

3. 兼痰湿者：加半夏、苍术。

【禁忌】

如治疗期间月经量多者，经期停药。

输卵管积液

凿水汤

【配方】

牛膝 15 克，当归 12 克，香附 12 克，赤芍 12 克，甘草 10 克，桃仁 8 克，红花 8 克，木通 8 克，川芎 7.5 克，生穿山甲（代）6 克，生水蛭粉 3 克（另包，加酒吞服，不入煎剂），肉桂 2 克。

【主治】

输卵管积液。

【用法用量】

上药加水煎成汤剂待用；每日 1 剂，分早、晚 2 次口服；10 日为 1 个疗程。

【方解】

1. 牛膝、当归、赤芍、红花、川芎、桃仁、活血化瘀；

2. 穿山甲（代）、水蛭乃血肉有情之品，能出阳入阴，窜络剔邪，穿山甲具有疏经剔络、祛瘀散结之功效；

3. 香附、肉桂通阳行气；

4. 水蛭味咸，善入血分，本为通络破血之品，与穿山甲（代）合用，擅治妇科顽疾；

5. 木通清热利水；

6. 对于病程较久，体弱者要顾护正气，宜加大黄芪、党参用量，扶正祛邪，疗效更佳。

【加减】

1. 腹痛甚者：加延胡索、制乳香、没药；

2. 腰痛甚者：加桑寄生、续断；

3. 气虚明显者：加黄芪、党参；

4. 纳食减少者：加鸡内金、炒山楂；

5.白带多者：加茯苓、车前子。

【特别说明】

输卵管积液是指输卵管受病原体感染以后，由于白细胞的浸润形成内膜肿胀、间质水肿、渗出、输卵管黏膜上皮脱落。如炎症没有及时治疗就形成输卵管积液。至炎症消退，脓液吸收，腔内积液由脓性变为浆液性，则成为输卵管积液。

输卵管积液需在 B 超扫描条件下予以确诊。病人在临床多表现为不同程度的腰酸腰痛，小腹胀痛或下腹下坠，经行腹痛，白带较多，舌质偏暗，苔薄腻或薄黄，脉沉弦而涩。凿水汤以活血化瘀、行气逐水为大法。

【禁忌】

治疗期间节制性生活，调节情绪，以利康复。